Enfermería

en

cirugía vascular

La guía completa

ALEXANDRE CAREWELL

Índice

« *Cirugía vascular: ¡el arte de reparar las autopistas del cuerpo evitando los atascos de sangre!* »

Capítulo 1

INTRODUCCIÓN CIRUGÍA VASCULAR

Historia y desarrollo cirugía vascular

La cirugía vascular, la fascinante especialidad médica que se centra en los vasos sanguíneos del cuerpo, tiene una rica historia que refleja la constante evolución de la medicina. Adentrarse en su pasado es viajar a través de los tiempos, desde las primeras incisiones primitivas hasta las avanzadas técnicas quirúrgicas que conocemos hoy en día.

La historia de la cirugía vascular se remonta a la antigüedad. Los antiguos egipcios, por ejemplo, ya habían identificado y documentado las enfermedades vasculares en sus papiros médicos. Sin embargo, es a Hipócrates, el padre de la medicina moderna, a quien se atribuyen a menudo las primeras descripciones de la trombosis y la embolia en el siglo V a.C.

Con el paso de los siglos surgieron figuras emblemáticas que dejaron una huella indeleble en el mundo de la cirugía vascular. Un ejemplo notable es Ambroise Paré, el cirujano francés del siglo XVI que, apartándose de los métodos tradicionales, introdujo técnicas quirúrgicas innovadoras para tratar las lesiones vasculares traumáticas.

Sin embargo, fue en el siglo XIX, con la llegada de la anestesia y las mejoras en la técnica quirúrgica, cuando la cirugía vascular experimentó un auge significativo. Los cirujanos empezaron a explorar nuevas técnicas para acceder a los vasos profundos y tratar diversas patologías vasculares. La invención del microscopio, por ejemplo, revolucionó la microcirugía vascular, permitiendo la sutura precisa de pequeños vasos.

El siglo XX estuvo marcado por rápidos avances tecnológicos. La introducción de la angiografía permitió una visualización precisa de los vasos, allanando el camino para intervenciones más selectivas. Además, la cirugía endovascular, un método menos invasivo que utiliza catéteres guiados por imagen para tratar los trastornos vasculares, transformó la especialidad.

Hoy, en los albores del siglo XXI, la cirugía vascular sigue reinventándose. El uso de la robótica, la impresión en 3D y la inteligencia artificial promete ampliar aún más los límites de lo que los cirujanos pueden lograr. Mientras miramos al futuro, es esencial recordar nuestro rico pasado, ya que es comprendiendo de dónde venimos como mejor podemos imaginar hacia dónde vamos.
Este viaje a través del tiempo demuestra que la cirugía vascular siempre ha estado a la vanguardia de la innovación médica. Cada época ha aportado sus propios retos y soluciones, dando forma a una especialidad que sigue evolucionando y mejorando la vida de pacientes de todo el mundo.

La importancia de la cirugía vascular en la medicina moderna

En el corazón del cuerpo humano se encuentra una compleja red de vasos sanguíneos que garantizan la circulación de la sangre y, en consecuencia, la distribución de oxígeno y nutrientes a cada órgano y tejido. Este sistema vascular, esencial para la vida, también está sujeto a diversas patologías que pueden comprometer seriamente la salud de un individuo. Aquí radica la importancia fundamental de la cirugía vascular en la medicina moderna.

La cirugía vascular, como disciplina especializada, se ocupa de los trastornos de los vasos sanguíneos, a excepción de los del corazón y el cerebro. Las patologías tratadas por esta especialidad son variadas y pueden ser congénitas, degenerativas, inflamatorias o incluso traumáticas. Las consecuencias de estas afecciones pueden ser tan benignas como una simple variz o tan mortales como la rotura de un aneurisma aórtico.

En la medicina moderna, la gestión de estas enfermedades tiene importantes implicaciones para la salud pública. Por ejemplo, la aterosclerosis, una enfermedad degenerativa de las arterias, es una de las principales causas de morbilidad y mortalidad en todo el mundo y provoca afecciones graves como derrames cerebrales, infartos de miocardio y amputaciones de extremidades. Las intervenciones vasculares no sólo salvan vidas, sino que también mejoran la calidad de vida al reducir el dolor, mejorar la movilidad y evitar complicaciones graves.

La importancia de la cirugía vascular también va más allá del tratamiento de las enfermedades. En el mundo del trasplante de órganos, por ejemplo, el dominio de las técnicas vasculares es esencial para la extracción y el trasplante de órganos. Sin una intervención vascular exitosa, el trasplante de un riñón, un hígado u otro órgano vital sería imposible.

Además, con la constante evolución de la tecnología médica, la cirugía vascular se encuentra en la convergencia de la innovación. Las técnicas endovasculares mínimamente invasivas, por ejemplo, han transformado el tratamiento de muchas patologías vasculares, permitiendo intervenciones más seguras, tiempos de recuperación más cortos y una reducción de las cicatrices para los pacientes.

La cirugía vascular es un pilar esencial de la medicina moderna. Satisface necesidades médicas críticas, influye en campos médicos relacionados y amplía constantemente los límites de lo que es posible en medicina. Reconocer su importancia significa comprender hasta qué punto la salud y el bienestar de muchas personas dependen de la pericia y las habilidades de los cirujanos vasculares.

Capítulo 2

FUNCIONES
Y
RESPONSABILIDADES
LA ENFERMERA

Funciones clínicas esenciales

La cirugía vascular, con su papel vital en el tratamiento de las enfermedades de los vasos sanguíneos, requiere una serie de habilidades específicas para garantizar una atención óptima al paciente. Echemos un vistazo a las funciones clínicas esenciales inherentes a esta especialidad.

- Evaluación y diagnóstico :
    - Interpretación precisa   de los síntomas vasculares, desde el dolor en las extremidades hasta las heridas que no cicatrizan.
    - Utilización de técnicas de diagnóstico por imagen, como la ecografía Doppler, la angiografía o la resonancia magnética, para visualizar y evaluar los vasos sanguíneos.
    - Pruebas funcionales, como mediciones de presión para detectar constricciones u obstrucciones.
- Procedimientos quirúrgicos :
    - Procedimientos abiertos tradicionales, como las derivaciones para sortear segmentos arteriales enfermos.
    - Técnicas endovasculares menos invasivas, como la angioplastia y la colocación de stents.
    - Cirugía de aneurismas, en particular reparación endovascular de aneurismas aórticos (EVAR).
    - Procedimientos para enfermedades venosas, incluidas las extirpaciones y ablaciones venosas.
- Gestión de emergencias :
    - Gestión de emergencias vasculares como aneurismas   rotos o embolias arteriales.

- Intervención rápida para la isquemia aguda, minimizando el riesgo de pérdida de extremidades.
- Cuidados postoperatorios :
  - Seguimiento estrecho de los pacientes para detectar complicaciones tempranas tras la cirugía.
  - Controlar el dolor, las heridas y cualquier infección.
  - Evaluación de la perfusión de los miembros operados para garantizar una circulación óptima.
- Consejos y prevención:
  - Educación del paciente sobre los factores de riesgo vascular, incluidos el tabaquismo, la hipertensión y la diabetes.
  - Fomentar la adopción de estilos de vida saludables para minimizar la progresión de la enfermedad vascular.
  - Prescripción y seguimiento de la medicación para controlar los factores de riesgo, como estatinas o antihipertensivos.
- Colaboración interdisciplinar :
  - Trabajo en equipo con otros especialistas, incluidos cardiólogos, radiólogos intervencionistas y angiólogos.
  - Coordinación de los cuidados con otros profesionales sanitarios, como las enfermeras vasculares, para el seguimiento general del paciente.
- Formación continua e investigación :
  - Seguimiento de los avances tecnológicos y las nuevas técnicas en cirugía vascular.
  - Participación en la investigación para mejorar los métodos de tratamiento y los resultados de los pacientes.

La importancia de la cirugía vascular en la medicina moderna es innegable. Estas funciones clínicas esenciales garantizan que los cirujanos vasculares no sólo sean expertos en sus procedimientos, sino también educadores, colaboradores e innovadores, contribuyendo a la continua evolución de la especialidad.

La enfermera: enlace entre el cirujano el paciente y el equipo

El quirófano es un teatro en el que cada actor desempeña un papel vital. En el centro de esta dinámica se encuentra la enfermera, un pivote esencial que actúa como enlace infalible entre el cirujano, el paciente y todo el equipo médico. Esta posición única confiere a las enfermeras multitud de responsabilidades y oportunidades para influir positivamente en la trayectoria asistencial del paciente.

- Mediador de comunicación :
    - La enfermera facilita la comunicación entre el paciente y el cirujano. A menudo son ellos quienes traducen términos médicos complejos a un lenguaje que el paciente pueda entender, al tiempo que se aseguran de que las preocupaciones y preguntas del paciente se transmiten al cirujano.
    - Dentro del equipo, la enfermera coordina la información entre los distintos profesionales implicados, asegurándose de que cada miembro se mantiene informado de las actualizaciones relevantes sobre el estado del paciente.
- Defensor del Paciente :
    - Las enfermeras velan por que se respeten los derechos de los pacientes, asegurándose de que sus deseos y preferencias sean escuchados y tenidos en cuenta.

- En caso de complicación o malentendido, la enfermera suele ser la voz del paciente, abogando por sus intereses y su bienestar.
- Coordinador de cuidados :
  - Las enfermeras orquestan multitud de tareas antes, durante y después de la cirugía. Éstas van desde la preparación del paciente para la operación hasta la gestión de los cuidados postoperatorios.
  - Trabajan en estrecha colaboración con anestesistas, auxiliares de enfermería, técnicos y otros profesionales para garantizar que el paciente recibe una atención coherente y bien coordinada.
- Educador :
  - La enfermera informa al paciente y a su familia sobre lo que pueden esperar antes, durante y después de la operación. Esta educación puede abarcar los cuidados postoperatorios, el tratamiento del dolor o los signos de complicaciones a los que hay que estar atento.
  - Dentro del equipo, las enfermeras también pueden desempeñar una función docente, compartiendo sus conocimientos y experiencia con los nuevos miembros o con los aprendices.
- Apoyo emocional :
  - La cirugía puede ser una experiencia estresante para el paciente. La enfermera ofrece apoyo emocional, tranquilizando al paciente y a su familia y proporcionando una presencia empática y reconfortante.
  - La enfermera también apoya a los miembros del equipo, ofreciéndoles un oído atento y ánimos en los momentos difíciles.

- Director de Recursos :
    - La enfermera se asegura de que todos los equipos y suministros necesarios estén disponibles y operativos. Esto puede incluir la preparación del instrumental quirúrgico, la gestión de los medicamentos o la coordinación con la farmacia y otros departamentos.

Las enfermeras son mucho más que meras ejecutoras de órdenes médicas. Son los guardianes de la seguridad del paciente, los conductores de una atención coordinada y el puente entre el paciente, el cirujano y el equipo. En el complejo mundo de la cirugía vascular, no se puede subestimar la importancia de este papel.

Gestión del estrés y de emergencias

En el vertiginoso mundo de la cirugía vascular, donde los segundos pueden significar la diferencia entre la vida y la muerte, la capacidad de controlar el estrés y responder eficazmente a las emergencias es crucial. Todos los profesionales sanitarios de la cirugía vascular, desde los cirujanos hasta el personal de enfermería, deben dominar este delicado arte para garantizar el mejor resultado posible para el paciente.

- Comprender la naturaleza de las emergencias :
    - Cada situación de emergencia es única. Puede tratarse de la rotura de un aneurisma, una isquemia aguda o una complicación postoperatoria. Reconocer rápidamente la naturaleza exacta de la emergencia es el primer paso para una intervención eficaz.
- Preparación mental y física :
    - Los profesionales deben estar formados para anticiparse y reaccionar ante las emergencias.

Esto requiere simulacros regulares, formación continua y revisiones de emergencias anteriores para garantizar que el equipo esté siempre preparado.

- Una comunicación clara y eficaz:
    - En una situación de emergencia, cada segundo cuenta. Una comunicación clara entre los miembros del equipo minimiza los errores y acelera la toma de decisiones.
- Establecimiento de prioridades :
    - Es esencial evaluar la situación con rapidez y determinar qué medidas deben tomarse en primer lugar. Esto podría significar estabilizar a un paciente antes de pasar a intervenciones más complejas.
- Autorregulación y gestión del estrés :
    - Las técnicas de respiración profunda, la visualización e incluso los descansos breves pero regulares pueden ayudar a controlar el estrés.
    - Reconocer los propios signos de estrés y disponer de estrategias para afrontarlos es crucial. Esto puede mejorar no sólo el bienestar personal, sino también el nivel de atención prestada al paciente.
- Reunión informativa posterior a la emergencia :
    - Una vez resuelta una situación de emergencia, es esencial reunirse con el equipo para discutir lo que salió bien y lo que podría mejorarse. Esto no sólo nos permite aprender de cada situación, sino también manejar las emociones y el estrés que pueden surgir tras una emergencia.
- Apoyo emocional :
    - Las emergencias pueden tener un fuerte impacto emocional en los profesionales sanitarios. Es esencial disponer de sistemas de apoyo, ya sea en forma de conversaciones con

los colegas, asesoramiento u otros recursos para hacer frente al trauma vicario y al agotamiento.

- Actualización de habilidades y conocimientos :
  - La medicina y la cirugía evolucionan constantemente. Los profesionales deben realizar una formación continua para estar al día de las últimas técnicas, equipos y procedimientos.

En el ámbito a menudo impredecible de la cirugía vascular, la capacidad para gestionar el estrés y afrontar las emergencias de forma competente no sólo es deseable, sino esencial. Cultivando estas habilidades y reforzándolas con regularidad, los profesionales pueden asegurarse de ofrecer el mejor nivel posible de atención a sus pacientes, incluso en las circunstancias más adversas.

Capítulo 3

CONOCIMIENTOS ANATOMÍA VASCULAR

Sistema circulatorio : una visión general

El sistema circulatorio, a menudo denominado sistema cardiovascular, es una maravilla de la ingeniería biológica, que orquesta el movimiento continuo de la sangre a través del cuerpo, asegurando el transporte de oxígeno, nutrientes, hormonas y mucho más a cada célula. Echemos un vistazo más de cerca a esta increíble maquinaria del cuerpo humano.

- Corazón: el motor del sistema
  - Situado en el centro del tórax, el corazón es un potente músculo formado por cuatro cavidades: dos aurículas y dos ventrículos. Al contraerse rítmicamente, el corazón bombea sangre por todo el cuerpo, haciendo circular la vida en nuestro interior.
- Los vasos sanguíneos: las autopistas del cuerpo
  - **Arterias:** Estos robustos canales parten del corazón para transportar sangre rica en oxígeno a los tejidos del cuerpo. La mayor de ellas, la aorta, se ramifica en arterias más pequeñas que sirven a todas las regiones del cuerpo.
  - **Venas:** Estos vasos transportan la sangre pobre en oxígeno de los tejidos de vuelta al corazón. Las venas se combinan para formar vasos cada vez más grandes, con la vena cava superior y la vena cava inferior que llevan la sangre de vuelta al corazón.
  - **Capilares:** Estos diminutos vasos sanguíneos conectan las arterias con las venas. Sus finas paredes permiten los intercambios entre la sangre y las células, suministrando oxígeno y nutrientes y eliminando los desechos.

- Sangre: el correo vital
  - Compuesta por glóbulos rojos, glóbulos blancos, plaquetas y plasma, la sangre transporta oxígeno, nutrientes, hormonas y células inmunitarias a donde se necesitan. También desempeña un papel crucial en la regulación de la temperatura corporal, el mantenimiento del equilibrio ácido-base y la protección contra las infecciones.
- Doble circulación: oxigenación y distribución
  - **Circulación pulmonar: La** sangre pobre en oxígeno procedente del corazón se bombea a los pulmones a través de las arterias pulmonares. En los pulmones, el dióxido de carbono se intercambia por oxígeno fresco.
  - **Circulación sistémica: La** sangre rica en oxígeno de los pulmones se bombea desde el corazón al resto del cuerpo a través de la aorta, nutriendo los tejidos y órganos y recogiendo el dióxido de carbono y los productos de desecho para devolverlos al corazón.
- Regulación y mantenimiento :
  - Mecanismos complejos, como el sistema nervioso autónomo, las hormonas y los receptores de presión, trabajan en armonía para ajustar la frecuencia cardiaca, la fuerza de contracción y el diámetro de los vasos sanguíneos, asegurando que la sangre se distribuya según las necesidades del organismo.
- Interconexión con otros sistemas :
  - El sistema circulatorio no funciona en el vacío. Está estrechamente ligado a otros sistemas, como el respiratorio, que oxigena la sangre, el digestivo, que absorbe los nutrientes, y el excretor, que elimina los desechos.

El sistema circulatorio es realmente la encrucijada de la vida, una red vital que garantiza que cada parte de nuestro cuerpo reciba lo que necesita para funcionar y que los productos de desecho se eliminen eficazmente. Sin él, la vida tal y como la conocemos sería imposible.

Buques principales y sus particularidades

El sistema circulatorio es una compleja red de vasos que transportan la sangre por todo el cuerpo. Estos vasos sanguíneos pueden clasificarse a grandes rasgos en arterias, venas y capilares, pero resulta útil examinar algunos de los vasos más importantes y sus características distintivas.

*   Arterias
    *   **Aorta: Es** la arteria más grande e importante. Sale del ventrículo izquierdo del corazón y se ramifica en arterias más pequeñas para suministrar sangre oxigenada a todo el cuerpo.
    *   *Particularidad:* Su pared es especialmente gruesa y elástica para soportar la alta presión de la sangre expulsada por el corazón.
    *   Arterias **coronarias**: Suministran oxígeno y nutrientes al propio corazón.
    *   *Particularidad:* Una obstrucción aquí, como la causada por una placa aterosclerótica, puede provocar un infarto de miocardio.
    *   **Arterias carótidas: Suministran** sangre oxigenada al cerebro. Se dividen en arterias carótidas internas y externas.
    *   *Particularidad:* La oclusión o estrechamiento de estas arterias puede aumentar el riesgo de ictus.
    *   **Arterias pulmonares:** A diferencia de la mayoría de las arterias, éstas transportan la

sangre desoxigenada del corazón a los pulmones para su oxigenación.

- *Particularidad:* Son las únicas arterias que transportan sangre pobre en oxígeno.
- Venas
  - **Venas cava:** Son las venas más grandes del cuerpo y transportan la sangre desoxigenada de vuelta al corazón.
  - *Particularidad:* Se dividen en vena cava superior (que transporta la sangre de la parte superior del cuerpo) y vena cava inferior (que transporta la sangre de la parte inferior del cuerpo).
  - **Venas pulmonares:** Llevan la sangre oxigenada de los pulmones de vuelta al corazón.
  - *Particularidad:* A diferencia de la mayoría de las venas, transportan sangre rica en oxígeno.
  - **Venas safenas:** Grandes venas superficiales de las piernas.
  - *Particularidad:* Frecuentemente implicada en las varices.
- Capilares
  - Son los vasos sanguíneos más pequeños y forman redes entre las arterias y las venas.
  - *Característica especial:* Tienen paredes extremadamente finas para permitir el intercambio de gases, nutrientes y productos de desecho entre la sangre y los tejidos.

Cada vaso del sistema circulatorio tiene una estructura y una función específicas que le permiten satisfacer las necesidades del organismo. Comprender estos vasos y sus particularidades es esencial para entender la vasta y compleja red que sostiene la vida en nuestro cuerpo.

Anomalías vasculares comunes

Las anomalías vasculares hacen referencia a una amplia gama de afecciones que afectan a los vasos sanguíneos. Estas afecciones pueden ser congénitas (presentes al nacer) o adquiridas a lo largo de la vida. He aquí un resumen de algunas de las anomalías vasculares más comunes:

- Aterosclerosis :
  - **Descripción:** Endurecimiento y estrechamiento de las arterias causado por la acumulación de placas formadas por colesterol, células inflamatorias y residuos.
  - **Consecuencias:** Puede provocar afecciones como cardiopatías coronarias, derrames cerebrales y enfermedades arteriales periféricas.
- Aneurismas :
  - **Descripción:** dilatación anormal de una parte de un vaso sanguíneo, generalmente una arteria, debido a la debilidad de la pared vascular.
  - **Consecuencias:** Riesgo de ruptura, que puede ser mortal, especialmente en el caso de un aneurisma aórtico o cerebral.
- Malformaciones arteriovenosas (MAV) :
  - **Descripción:** Conexiones anormales entre arterias y venas, generalmente presentes al nacer.
  - **Consecuencias:** Puede provocar hemorragias o ataques epilépticos si se encuentra en el cerebro.
- Venas varicosas :
  - **Descripción:** Venas dilatadas y tortuosas, generalmente localizadas en las piernas.

- **Consecuencias:** Puede causar dolor, picor, úlceras y otras complicaciones.
- Trombosis venosa profunda (TVP) :
  - **Descripción:** Formación de un coágulo sanguíneo en una vena profunda, normalmente en las piernas.
  - **Consecuencias:** Riesgo de embolia pulmonar si el coágulo se desplaza a los pulmones.
- Flebitis :
  - **Descripción:** Inflamación de una vena, generalmente asociada a la formación de un coágulo sanguíneo.
  - **Consecuencias:** Puede provocar una trombosis venosa profunda u otras complicaciones.
- Estenosis arterial :
  - **Descripción:** estrechamiento de una arteria debido a diversas causas, incluida la aterosclerosis.
  - **Consecuencias:** Puede reducir el flujo sanguíneo a los tejidos aguas abajo, provocando isquemia.
- Síndrome de Raynaud :
  - **Descripción:** Estrechamiento temporal de los pequeños vasos sanguíneos de los dedos de manos y pies, normalmente en respuesta al frío o al estrés.
  - **Consecuencias:** Provoca el blanqueamiento o la cianosis de las extremidades.
- Vasculitis :
  - **Descripción:** Inflamación de las paredes de los vasos sanguíneos, que puede afectar a vasos pequeños, medianos o grandes.
  - **Consecuencias:** Puede dañar órganos vitales al reducir su riego sanguíneo.

Cada anomalía vascular presenta retos diagnósticos y terapéuticos únicos. Un tratamiento rápido y adecuado es esencial para prevenir las complicaciones potencialmente graves asociadas a estas afecciones.

Capítulo 4

TÉCNICAS
Y
PROCEDIMIENTOS
ESTÁNDAR

Fundamentos de la cirugía vascular

Las intervenciones vasculares son un conjunto de procedimientos diseñados para tratar enfermedades de los vasos sanguíneos. Estas intervenciones pueden ser quirúrgicas, endovasculares (mediante catéteres guiados por el interior de los vasos) o una combinación de ambas. He aquí una introducción a los fundamentos de estos procedimientos:

- Evaluación preoperatoria :
    - *Objetivo:* Determinar la extensión y localización de la enfermedad vascular, evaluar el estado general del paciente e identificar los riesgos potenciales.
    - *Métodos habituales:* Doppler, angiografía, tomografía computarizada (TC) y resonancia magnética (RM).
- Anestesia :
    - Los procedimientos vasculares pueden realizarse con anestesia local, regional o general, dependiendo del procedimiento y de las preferencias del cirujano.
- Abordajes quirúrgicos :
    - *Endarterectomía:* extirpación de la placa aterosclerótica de una arteria, utilizada habitualmente para tratar la estenosis carotídea.
    - *Bypass:* Creación de una derivación alrededor de un segmento de arteria bloqueado mediante un injerto.
    - *Reparación de aneurismas:* Refuerzo de una zona de aneurisma dilatada para evitar su ruptura.
- Procedimientos endovasculares :
    - *Angioplastia:* utilización de un globo para dilatar una arteria estrechada u obstruida.

- *Stent :* Dispositivo metálico que se inserta para mantener abierta una arteria tras una angioplastia.
- *Endoprótesis:* utilizadas para tratar los aneurismas aórticos, se despliegan en el interior del aneurisma para reforzarlo.
- Cierre :
  - Las incisiones pequeñas pueden cerrarse con suturas, grapas o adhesivo cutáneo. Las incisiones más grandes suelen requerir suturas o grapas.
- Seguimiento postoperatorio :
  - *Objetivo:* Identificar y gestionar rápidamente las posibles complicaciones.
  - *Métodos habituales:* Control de las constantes vitales, evaluación de los puntos de sutura, control del flujo sanguíneo mediante Doppler, análisis de sangre.
- Rehabilitación y seguimiento :
  - Los pacientes pueden necesitar fisioterapia para recuperar su movilidad.
  - El seguimiento a largo plazo es esencial para controlar la permeabilidad de los vasos reparados o tratados y para garantizar que la enfermedad no progresa.
- Prevención secundaria :
  - Una vez finalizada la cirugía vascular, es crucial adoptar medidas preventivas para evitar la reaparición o la progresión de la enfermedad vascular.
  - Esto puede incluir medicación (como antiagregantes plaquetarios), cambios en el estilo de vida y un seguimiento regular.

Comprender los fundamentos de las intervenciones vasculares es crucial para los profesionales sanitarios implicados en el tratamiento de pacientes con enfermedades vasculares. Estas intervenciones, cuando se realizan correctamente y van seguidas de un tratamiento adecuado, pueden salvar vidas y mejorar la calidad de vida.

Asistencia durante la angiografía, la endarterectomía y otros procedimientos

Las enfermeras desempeñan un papel clave en la prestación de asistencia durante los procedimientos vasculares. Ya sea para una angiografía, una endarterectomía u otros procedimientos, su presencia tranquilizadora, sus conocimientos técnicos y su capacidad para anticiparse a las necesidades del cirujano son esenciales.

- Angiografía :
  - *Preparación del paciente:* Explicación del procedimiento, obtención del consentimiento, comprobación de alergias (en particular a los productos de contraste), acomodación del paciente.
  - *Asistencia durante el procedimiento:* Ayudar a introducir el catéter, administrar el medio de contraste bajo supervisión, controlar la respuesta del paciente, anotar las observaciones.
  - *Cuidados postoperatorios:* Vigile el lugar de inserción para detectar cualquier hemorragia o hematoma, controle los signos vitales, asegure la hidratación para eliminar el producto de contraste.
- Endarterectomía :
  - *Preparación del paciente:* Informe al paciente del procedimiento, compruebe el historial médico y la medicación, prepare la piel para la incisión.

- *Asistencia durante la intervención:* pasar instrumentos al cirujano, ayudar a visualizar el campo operatorio, controlar las constantes vitales y el estado neurológico.
- *Cuidados postoperatorios:* Vigilar la zona de la incisión, evaluar la perfusión tisular, vigilar la función neurológica, controlar el dolor.
- Otras intervenciones :
    - *Bypass:* Ayudar en la preparación del injerto, vigilar la anastomosis para detectar hemorragias, asegurar una perfusión adecuada de la extremidad.
    - *Colocación de endoprótesis y angioplastia:* Asistir en la inserción y colocación de endoprótesis, administrar fármacos para prevenir la coagulación, controlar la reacción al medio de contraste.
    - *Reparación de aneurismas:* Paso de instrumentos, control de la tensión arterial y las constantes vitales, control de drenajes y vendajes.

Puntos comunes a todas las intervenciones :

- **Comunicación:** Mantener informada a la paciente durante todo el procedimiento, tranquilizarla en caso de ansiedad, informar de cualquier anomalía observada al cirujano o al anestesista.
- **Esterilidad:** Garantizar la esterilidad del campo operatorio, evitando la contaminación, asegurándose de que todos los instrumentos están correctamente esterilizados.
- **Vigilancia:** Vigile constantemente al paciente para detectar signos de angustia, alergia o complicación.

La colaboración eficaz entre la enfermera y el cirujano es esencial para garantizar la seguridad y la eficacia de las intervenciones vasculares. Cada miembro del equipo tiene una responsabilidad única, y su sincronización es crucial para un resultado óptimo.

Tratamiento postoperatorio

El periodo postoperatorio es crucial para la recuperación del paciente y el éxito del procedimiento vascular. La enfermera desempeña un papel fundamental en la supervisión y el cuidado del paciente durante esta fase, asegurándose de que las complicaciones se reducen al mínimo y de que el paciente está en vías de una recuperación total.

- Monitorización de las constantes vitales :
  - Controle la tensión arterial, la frecuencia cardiaca, la saturación de oxígeno y la temperatura.
  - Esté atento a cualquier signo de inestabilidad o cambio repentino.
- Evaluación de la perfusión tisular :
  - Compruebe regularmente el color, la temperatura y la sensibilidad de la extremidad o zona operada.
  - Evalúe el pulso distal para asegurarse de que no hay compromiso circulatorio.
- Vigilancia de la zona quirúrgica :
  - Examine regularmente la zona de la incisión para detectar signos de infección, hemorragia o supuración.
  - Compruebe que los drenajes (si los hay) funcionan correctamente y anote la cantidad y calidad de las secreciones.
- Tratamiento del dolor :
  - Evalúe regularmente el nivel de dolor del paciente.
  - Administre los analgésicos según la prescripción y controle la respuesta y los efectos secundarios.

- Movilización temprana :
  - Anime al paciente a moverse y caminar tan pronto como se considere seguro hacerlo, para prevenir complicaciones asociadas a la inmovilidad como la trombosis venosa profunda.
- Hidratación y nutrición :
  - Controle la ingesta y la eliminación de líquidos para garantizar una hidratación adecuada.
  - Fomente una dieta equilibrada para favorecer la curación.
- Educación del paciente :
  - Instruya al paciente sobre los cuidados de la incisión, los signos de infección o las complicaciones a las que debe estar atento.
  - Hable de la medicación, la dosis y los posibles efectos secundarios.
  - Proporcionar información sobre las restricciones de actividad, la vuelta al trabajo y otras preocupaciones cotidianas.
- Planificación de la salida :
  - Evalúe la capacidad del paciente para cuidar de sí mismo en casa.
  - Organizar citas de seguimiento y garantizar que los pacientes tengan acceso a todos los recursos que necesiten para su recuperación.
- Comunicación con el equipo médico :
  - Trabajar en estrecha colaboración con cirujanos, anestesistas y otros profesionales sanitarios para garantizar una atención coherente e integral.
  - Informe de cualquier preocupación o posible complicación.

El tratamiento postoperatorio es una combinación de evaluación clínica, cuidados prácticos de enfermería y educación del paciente. Su objetivo es garantizar que el paciente se recupere plena y rápidamente, minimizando al mismo tiempo el riesgo de complicaciones. Una gestión eficaz y cuidadosa durante este periodo puede afectar en gran medida a los resultados a largo plazo del paciente.

Capítulo 5

HERRAMIENTAS Y EQUIPOS

Introducción a las herramientas esenciales

En cirugía vascular, como en muchas otras áreas de la medicina, las herramientas desempeñan un papel indispensable. Estos instrumentos, cuidadosamente diseñados y a menudo perfeccionados durante décadas, permiten a los cirujanos realizar operaciones delicadas con precisión. Son los aliados infalibles de los profesionales sanitarios, ya que permiten a la mano humana alcanzar, manipular y reparar las estructuras, a veces diminutas, que se encuentran en el corazón de nuestro sistema circulatorio.

Cuando uno se sumerge en el mundo de la cirugía vascular, la variedad y especialización de las herramientas puede resultar impresionante. Las delicadas pinzas utilizadas para manipular los vasos, las sondas empleadas para explorarlos o los catéteres utilizados para introducir otros instrumentos o administrar fármacos directamente en el sistema vascular son testigos de la constante evolución de esta especialidad médica.

Y luego están las herramientas más tecnológicas, como las máquinas de angiografía que utilizan rayos X para visualizar los vasos en tiempo real, o los ultrasonidos para detectar el flujo sanguíneo. Estos equipos de alta tecnología son esenciales para guiar al cirujano, ofreciéndole una ventana al mundo oculto del interior de nuestro cuerpo.

Pero más allá de su función inmediata, estas herramientas también cuentan una historia. Hablan de los retos a los que se ha enfrentado la cirugía vascular, de las innovaciones que han revolucionado el campo y de la constante evolución de los conocimientos y las técnicas. Cada instrumento refleja una necesidad, una situación clínica que resolver, y son fruto del ingenio humano dedicado a salvar vidas.

Por ello, como enfermera o profesional sanitario que se inicia en este campo, es fundamental dedicar tiempo a comprender y respetar estas herramientas. No sólo porque son esenciales para la práctica diaria, sino también porque son un símbolo del compromiso colectivo para mejorar los cuidados y el bienestar de los pacientes.

En las próximas páginas exploraremos en profundidad estas herramientas esenciales, pero por ahora saludémoslas: los héroes silenciosos de la cirugía vascular.

Mantenimiento, esterilización y precauciones

La cirugía vascular, con sus delicados procedimientos y su mínimo margen de error, exige una atención escrupulosa no sólo en cuanto a la destreza técnica, sino también en cuanto al mantenimiento y la esterilización de las herramientas utilizadas. La prevención de infecciones es primordial, y cada etapa, desde la preparación hasta la operación, debe orquestarse meticulosamente para garantizar la seguridad del paciente.

Los instrumentos quirúrgicos, desde las simples pinzas hasta los sofisticados dispositivos electrónicos, son vectores potenciales de infección si no se mantienen adecuadamente. La esterilización es un paso esencial, ya que elimina todos los microorganismos patógenos que podrían comprometer el éxito de la cirugía.

El mantenimiento regular de los equipos garantiza que funcionen con una eficiencia óptima. Las herramientas mal mantenidas o defectuosas no sólo pueden comprometer una operación, sino también causar daños directos al paciente. Los equipos de diagnóstico por imagen, por ejemplo, deben calibrarse con precisión para proporcionar imágenes claras y precisas que guíen al cirujano durante la operación.

Pero la esterilización no se limita a los instrumentos. El propio entorno operativo, desde las mesas quirúrgicas hasta las luces, desde el suelo hasta el aire, debe controlarse rigurosamente. Se aplican estrictos procedimientos de limpieza y desinfección, a menudo supervisados por equipos especializados que garantizan que el quirófano siga siendo un paraíso de la limpieza.

Además de la esterilización, se toman precauciones para evitar cualquier otro riesgo. Por ejemplo, la exposición prolongada a los rayos X utilizados en la angiografía puede ser perjudicial. Por ello, es esencial limitar el tiempo de exposición y utilizar el equipo de protección adecuado.

Para las enfermeras de cirugía vascular, este aspecto de la profesión requiere una formación en profundidad. Comprender los matices de cada herramienta, saber cómo y cuándo debe esterilizarse y conocer las precauciones que deben tomarse para proteger tanto al paciente como al equipo médico son habilidades esenciales.

El mantenimiento, la esterilización y las precauciones son pilares fundamentales de la cirugía vascular. Reflejan un profundo compromiso con la calidad de los cuidados, la seguridad y la excelencia clínica, garantizando que cada operación se lleve a cabo en las mejores condiciones posibles.

Tecnología moderna e innovación

La medicina evoluciona constantemente y se apoya cada vez más en los avances tecnológicos para mejorar el diagnóstico, el tratamiento y la atención al paciente. La cirugía vascular no es una excepción a esta tendencia. La intersección de la investigación médica, la ingeniería biomédica y la tecnología de la información ha dado lugar a innovaciones revolucionarias que han transformado esta especialidad.

La primera gran revolución fue la introducción de la imagen médica avanzada. Dispositivos como el angiógrafo, que utiliza rayos X para visualizar los vasos sanguíneos en tiempo real, permitieron a los cirujanos diagnosticar con precisión anomalías vasculares sin necesidad de recurrir a la cirugía invasiva. Posteriormente, la ecografía Doppler proporcionó una ventana no invasiva a la circulación sanguínea, detectando con notable precisión el flujo sanguíneo anormal u obstruido.

La era digital también ha introducido la cirugía asistida por robot. Estos sistemas, dirigidos por cirujanos pero que se benefician de la precisión mecánica, pueden realizar operaciones delicadas con una destreza y precisión inigualables. También minimizan las incisiones, reduciendo el riesgo de infección y acelerando la recuperación.

Los avances en biomateriales también han allanado el camino a las innovaciones en cirugía vascular. Por ejemplo, los stents, pequeños tubos de metal o plástico, se utilizan para abrir vasos estrechos o bloqueados. Estos dispositivos, que se mejoran constantemente, se diseñan ahora para ser más duraderos, compatibles y, a veces, incluso para administrar fármacos directamente en el lugar de implantación.

Las aplicaciones de realidad aumentada y virtual también están ganando terreno. Ofrecen a los cirujanos una visualización en 3D de las estructuras vasculares, lo que permite una planificación quirúrgica más precisa y una mejor orientación durante las intervenciones.

La inteligencia artificial y el aprendizaje automático también se están abriendo camino en este campo. Sofisticados algoritmos pueden ayudar a analizar imágenes médicas, detectar anomalías e incluso predecir riesgos basándose en modelos de datos.

Sin embargo, a pesar de estos impresionantes avances tecnológicos, la cirugía vascular sigue siendo fundamentalmente una profesión de humanos para humanos. Las máquinas pueden ayudar, pero es el cirujano, con su pericia, criterio y compasión, quien está en el corazón del éxito de cada operación. La tecnología moderna y las innovaciones son herramientas, extensiones de las habilidades del cirujano, no sustitutos. Simbolizan el brillante futuro de la cirugía vascular, combinando lo mejor del ingenio humano con la promesa de una mejor atención al paciente.

Capítulo 6

INTERACCIÓN CON EL PACIENTE

Evaluación preoperatoria del paciente

La evaluación preoperatoria es una etapa crucial en la preparación de la cirugía. Es el momento en que el cirujano y su equipo reúnen información esencial sobre el paciente, evalúan los riesgos potenciales y determinan el mejor enfoque quirúrgico. En cirugía vascular, esta evaluación es aún más crucial porque las operaciones afectan a estructuras que suministran sangre oxigenada a todos los rincones del cuerpo.

En primer lugar, se examina cuidadosamente el historial médico del paciente. Esto incluye cualquier antecedente de enfermedad cardiovascular, hipertensión, diabetes u otras afecciones que puedan afectar a la salud vascular. Los cirujanos también examinan las intervenciones quirúrgicas previas, cualquier medicación que el paciente esté tomando actualmente y cualquier antecedente familiar de enfermedad vascular.

También se analizan en profundidad los síntomas que presenta el paciente. El dolor en las piernas al caminar, las heridas que no cicatrizan correctamente o los signos de mala circulación pueden apuntar a un diagnóstico.

Suele solicitarse una serie de pruebas diagnósticas. Pueden incluir una ecografía Doppler para evaluar el flujo sanguíneo, una angiografía para visualizar los vasos sanguíneos u otras pruebas de imagen como la tomografía computarizada (TC) o la resonancia magnética (RM). Estas pruebas proporcionan una imagen clara de la situación vascular del paciente y guían al cirujano en su planificación.

La evaluación de la función cardiaca también es esencial, ya que cualquier intervención quirúrgica puede poner a prueba el corazón. Pueden ser necesarias pruebas como un electrocardiograma (ECG) o una ecocardiografía.

Los resultados de las pruebas de laboratorio, como los análisis de sangre, proporcionan información adicional sobre el estado general de salud del paciente, su capacidad de coagulación y otros parámetros que pueden influir en la operación.

Desde un punto de vista físico, también se pueden evaluar la movilidad, la fuerza y el estado nutricional del paciente. La recuperación de la cirugía puede depender en parte de estos factores.

Por último, la evaluación preoperatoria también incluye una dimensión psicológica. Es vital comprender las expectativas del paciente, sus preocupaciones y su estado emocional, porque la cirugía, por muy rutinaria que sea para un cirujano, suele ser un acontecimiento importante para el paciente.

La evaluación preoperatoria es una etapa multidimensional que tiene en cuenta todos los aspectos de la salud y la vida del paciente. Sienta las bases para el éxito de la operación y guía al cirujano y a su equipo a través del complejo y delicado proceso de la cirugía vascular. Es una delicada danza entre ciencia, tecnología y humanidad, con el bienestar y la seguridad del paciente como objetivo último.

Educar al paciente : explicaciones y tranquilidad

La proximidad de una intervención quirúrgica suele ser un momento de ansiedad para los pacientes. Lo desconocido, el miedo al dolor, la aprensión ante posibles

53

complicaciones, la preocupación por la convalecencia... son emociones y preguntas que pueden abrumar al paciente. En este contexto, el papel de la enfermera y del equipo médico no se limita a preparar físicamente al paciente para la operación. La educación, las explicaciones detalladas y la tranquilización son igualmente esenciales.

1. La importancia de una comunicación clara :

Un paciente bien informado suele ser un paciente más relajado. Explicar con detalle la naturaleza de la operación, las fases clave de la cirugía y el postoperatorio ayuda a desmitificar el proceso. Utilizando un lenguaje claro, evitando la jerga médica siempre que sea posible, el equipo puede ayudar al paciente a visualizar y comprender lo que puede esperar.

2. Responder a las preguntas :

Cada paciente es único y tendrá sus propias preguntas y preocupaciones. Es esencial dedicar tiempo a responder a estas preguntas, ya se refieran a los detalles de la intervención, la duración de la estancia hospitalaria, las posibles cicatrices o las restricciones postoperatorias.

3. Tranquilización sobre el dolor y su tratamiento :

Una de las principales preocupaciones suele ser el dolor. Es crucial tranquilizar al paciente sobre el tratamiento del dolor, los analgésicos que se le administrarán y los métodos alternativos de tratamiento del dolor.

4. Destaque la importancia de la colaboración :

Los pacientes no son simples receptores pasivos de cuidados. Animarles a participar activamente en su recuperación, ya sea mediante ejercicios respiratorios o de movilidad, o simplemente cumpliendo las instrucciones médicas, significa que desempeñan un papel activo en su propia recuperación.

5. Valorar el apoyo emocional :

La cirugía no es sólo un acontecimiento físico. El apoyo emocional, ya sea en forma de un oído atento, una presencia tranquilizadora o vínculos con grupos de apoyo, puede ser inestimable.

6. Introducir la tecnología :

Con la llegada de la tecnología moderna, las herramientas digitales también pueden utilizarse para educar a los pacientes. Los vídeos explicativos, las aplicaciones dedicadas a la cirugía o las plataformas interactivas pueden utilizarse para complementar la educación tradicional.

7. Prepararse para el futuro :

Además de la cirugía en sí, es esencial educar a los pacientes sobre la fase postoperatoria: cuidado de las heridas, rehabilitación, seguimiento médico, señales de alarma a las que hay que estar atento, etc.

Educar y tranquilizar a un paciente antes de una operación vascular es una tarea multidimensional que combina habilidad técnica, empatía y comunicación. Es una etapa que, cuando se domina adecuadamente, facilita enormemente la operación y la convalecencia del paciente. Es un arte delicado que combina ciencia y humanidad, ya que las experiencias, necesidades y expectativas de cada paciente son únicas.

Seguimiento postoperatorio y rehabilitación

El postoperatorio en cirugía vascular es tan esencial, si no más, que la propia operación. Determina la calidad de la recuperación, la minimización de las complicaciones y la consecución de los resultados esperados. Por lo tanto, un seguimiento riguroso y una rehabilitación adecuada son esenciales para garantizar que los pacientes disfruten del mejor resultado posible tras su operación.

1. Las primeras horas tras la operación :
Esta es la fase aguda, en la que se vigila de cerca al paciente, a menudo en una sala de recuperación o en una unidad de cuidados intensivos. El equipo médico comprueba regularmente las constantes vitales y el estado de la herida quirúrgica, y se asegura de que no haya hemorragias ni ninguna otra complicación inmediata.

2. Tratamiento del dolor :
Se establece un protocolo analgésico para garantizar la comodidad del paciente. Se ajusta en función de la reacción del paciente y de la evolución del dolor.

3. Monitorización vascular :
El flujo sanguíneo en la zona operada se comprueba regularmente, ya sea por palpación, auscultación o métodos más sofisticados como la ecografía Doppler.

4. Movilización temprana :
A menos que esté contraindicado, es aconsejable movilizar al paciente desde el principio. Esto favorece una mejor circulación sanguínea, previene las complicaciones pulmonares y favorece una recuperación más rápida.

5. Cuidado de heridas :
Los cuidados postoperatorios también incluyen la inspección y limpieza de las incisiones, y la comprobación de posibles infecciones o complicaciones de la herida.

6. Educación y asesoramiento :
Los pacientes reciben formación sobre cuidados a domicilio, cómo reconocer los signos de complicaciones y se les dan pautas sobre actividad física, nutrición y toma de medicamentos.

7. Rehabilitación :
Dependiendo del alcance de la operación y de las necesidades individuales del paciente, puede ser necesaria una fase de rehabilitación. Ésta puede incluir fisioterapia, ejercicios de fortalecimiento muscular o sesiones educativas para adoptar un estilo de vida saludable que favorezca la salud vascular.

8. Seguimiento a largo plazo :

El seguimiento postoperatorio no termina cuando el paciente abandona el hospital. Se programan consultas periódicas para supervisar la evolución del paciente, ajustar los tratamientos y garantizar que los resultados obtenidos perduren.

9. Apoyo psicológico :

Incluso una cirugía exitosa puede tener un impacto emocional en el paciente. El apoyo psicológico, ya sea en forma de sesiones individuales o de grupos de apoyo, puede ser beneficioso para ayudar al paciente a superar los retos emocionales del postoperatorio.

10. Integración de los avances tecnológicos :

Con la constante evolución de la tecnología, se añaden regularmente nuevas herramientas y métodos a la monitorización postoperatoria, que ofrecen a los pacientes formas más precisas y cómodas de controlar su recuperación.

El seguimiento postoperatorio en cirugía vascular es un proceso integral, que abarca tanto aspectos médicos como psicológicos. Es una combinación de ciencia, humanidad y dedicación, todo ello con un único objetivo: el bienestar y la salud óptima del paciente tras la operación.

Capítulo 7

Gestión
de las
complicaciones

Identificación rápida
señales de advertencia

En el vertiginoso y complejo mundo de la cirugía vascular, la capacidad de identificar signos de alerta temprana puede significar literalmente la diferencia entre la vida y la muerte. Estos signos pueden indicar complicaciones inminentes, y su reconocimiento precoz permite iniciar rápidamente las intervenciones correctivas, evitando secuelas potencialmente graves.

1. Reconocer la isquemia :
La isquemia se refiere a la reducción o el cese del suministro de sangre a un órgano o tejido. Los síntomas clásicos, sobre todo en las extremidades, son las "5 Ps": Dolor, Palidez, Falta de pulso, Parestesia y Parálisis.

2. Monitorización de heridas quirúrgicas :
Un enrojecimiento excesivo, hinchazón, calor o secreción purulenta pueden ser signos de infección. La separación de los bordes de la herida puede indicar un problema de cicatrización.

3. Cambios neurológicos :
Los cambios repentinos de consciencia, el habla arrastrada, la debilidad en un lado del cuerpo o los cambios en la visión podrían indicar una complicación cerebrovascular, como un ictus.

4. Cambios en los signos vitales :
Un aumento rápido de la frecuencia cardiaca, un descenso de la tensión arterial o cambios en la respiración pueden ser indicadores precoces de una hemorragia interna u otras complicaciones importantes.

5. Dolor abdominal :
Un dolor abdominal intenso y repentino tras una cirugía vascular abdominal puede ser señal de una complicación como una isquemia intestinal.

6. Edema :
La hinchazón repentina de una extremidad puede indicar un coágulo sanguíneo u otra obstrucción vascular.

7. Cambios en la piel :
La cianosis (un tinte azulado en la piel) o el moteado pueden ser signos de hipoxia o mala perfusión.

8. Síntomas respiratorios :
La falta de aliento, el dolor repentino en el pecho o la expectoración de esputo sanguinolento pueden indicar complicaciones pulmonares como una embolia.

9. Venas varicosas o venas hinchadas :
La aparición repentina de venas dilatadas o zonas hinchadas puede sugerir una obstrucción venosa o una trombosis.

10. Dolor inexplicable :
Cualquier dolor repentino e intenso sin causa evidente después de una cirugía vascular debe tomarse en serio y evaluarse inmediatamente.

En la atención vascular, son esenciales un seguimiento cuidadoso y la identificación precoz de las señales de alarma. Estos indicios clínicos, a veces sutiles, son señales de alarma de que algo va mal. Una actuación rápida y adecuada ante estos signos puede evitar complicaciones mayores, mejorando los resultados de los pacientes.

Protocolos de emergencia y respuesta

La cirugía vascular, que se centra en la gestión de los vasos sanguíneos, es naturalmente propensa a situaciones de emergencia. Los protocolos de emergencia e intervención se utilizan para guiar al equipo médico a través de los pasos esenciales para responder rápida y eficazmente a estas crisis, al tiempo que se maximiza la seguridad del paciente.

1. Evaluación inicial :
   - **Estabilización vital:** Dar prioridad al ABC (vías respiratorias, respiración, circulación).
   - **Evaluación rápida:** Identifique el problema principal, anote los signos vitales y evalúe el estado neurológico.
   - **Comunicación:** Avise inmediatamente al cirujano vascular o al especialista de guardia.
2. Trombosis arterial aguda :
   - **Reconocimiento:** Identifique rápidamente las "5 Ps" (Dolor, Palidez, Ausencia de pulso, Parestesia, Parálisis).
   - **Intervención:** Iniciar la anticoagulación, preparar al paciente para una posible cirugía de urgencia para restablecer el flujo sanguíneo.
3. Rotura del aneurisma :
   - **Reconocimiento:** Dolor abdominal o de espalda intenso, descenso de la tensión arterial, masa pulsátil.
   - **Intervención:** estabilización hemodinámica, preparación rápida para una intervención quirúrgica o endovascular.
4. Embolia pulmonar :
   - **Reconocimiento:** Disnea, dolor torácico, síncope.
   - **Intervención:** Estabilización, anticoagulación, ecografía cardiaca o TAC torácico según la situación.
5. Isquemia mesentérica :
   - **Reconocimiento:** Dolor abdominal desproporcionado al examen clínico, acidosis láctica.
   - **Intervención:** reanimación, anticoagulación, intervención quirúrgica o endovascular para restablecer la perfusión.
6. Complicaciones postoperatorias :
   - **Hemorragia:** Monitorización de drenajes, constantes vitales y vendajes.
   - **Trombosis del injerto:** Vigile el pulso distal y la zona irrigada.

- **Infecciones:** Identifique los primeros signos como fiebre, enrojecimiento o secreción.

7. Complicaciones asociadas al acceso vascular :
- **Hematoma:** Compresión, monitorización y ecografía si es necesario.
- **Infección:** retirada del catéter, cultivo e inicio de antibióticos.

8. Instalación de equipos específicos :
Algunos equipos, como las bombas de asistencia circulatoria, requieren protocolos específicos en caso de mal funcionamiento o complicaciones.

9. Traslado y transporte :
Disponer de protocolos para el traslado seguro de pacientes entre departamentos, o a centros especializados para un tratamiento más profundo.

10. Formación y simulaciones :
Organice periódicamente simulacros de emergencia para asegurarse de que todo el equipo está familiarizado con los protocolos y es capaz de intervenir rápidamente en caso necesario.

Preparación e intervención rápida son las palabras clave cuando se trata de urgencias de cirugía vascular. Los protocolos estandarizados y actualizados periódicamente garantizan que, ante cualquier situación crítica, el equipo médico sepa exactamente cómo actuar para garantizar el mejor resultado posible para el paciente.

Apoyo emocional a los pacientes y la familia

La cirugía vascular, como otras intervenciones médicas, puede ser una fuente de intenso estrés no sólo para el paciente, sino también para su familia. La anticipación de la cirugía, el miedo a las complicaciones y el desconocimiento general del proceso médico pueden resultar abrumadores. El papel del personal médico no se limita a los tecnicismos de la medicina, sino que también abarca el apoyo emocional al paciente y su familia.

1. La importancia de escuchar :
El primer paso en el apoyo emocional es escuchar activamente las preocupaciones del paciente y su familia. Esto permite identificar los miedos y temores y responder a ellos adecuadamente.

2. Información clara y transparente :
  - **Explicaciones preoperatorias:** Explique el procedimiento, su importancia, los beneficios esperados y los riesgos potenciales.
  - **Actualización postoperatoria:** Información sobre el progreso de la operación, los resultados y los próximos pasos.

3. Disponibilidad y presencia :
Es esencial contar con personal accesible para responder a las preguntas o simplemente para estar allí cuando los pacientes o sus familias necesiten hablar.

4. Fomentar las visitas :
La presencia de los seres queridos puede ser un poderoso remedio contra la ansiedad. Fomentar las visitas dentro de los límites de los protocolos hospitalarios puede ser beneficioso para el bienestar emocional del paciente.

5. Formación de equipos en comunicación empática :
El personal debe estar formado para comunicarse con empatía, mostrando comprensión y compasión, sin minimizar las preocupaciones del paciente.

6. Áreas de descanso para familias :
Los espacios dedicados donde las familias puedan descansar, recargar las pilas y disfrutar de un momento de tranquilidad son esenciales.

7. Implique a especialistas si es necesario :
Los psicólogos, los trabajadores sociales o los consejeros de atención espiritual pueden proporcionar apoyo especializado en función de las necesidades individuales.

8. Grupos de apoyo :
Los grupos de apoyo para pacientes y familiares que pasan por experiencias similares pueden ser una fuente de consuelo y ánimo.

9. Respeto por la cultura y las creencias :
Reconocer y respetar las creencias culturales y religiosas de los pacientes y sus familias es crucial para proporcionarles el apoyo adecuado.

10. Preparándose para volver a casa :
Explique detalladamente los cuidados postoperatorios y los signos de alarma, y proporcione recursos de apoyo emocional tras el alta.

11. Retroalimentación :
Tras el alta, puede ser beneficiosa una cita de seguimiento para evaluar el estado médico del paciente y hablar de cualquier problema emocional.

La cirugía no es sólo una experiencia física. Afecta profundamente a la mente y las emociones de los pacientes y de quienes les rodean. Integrar el apoyo emocional en el proceso asistencial no sólo favorece la curación física, sino también el bienestar psicológico de todos los implicados.

Capítulo 8

COMUNICACIÓN INTERPROFESIONAL

Trabajar con cirujanos, anestesistas y técnicos

El mundo de la cirugía vascular es interdisciplinar por naturaleza. El éxito de los procedimientos, desde el diagnóstico hasta el tratamiento, depende de la colaboración armoniosa entre los distintos profesionales sanitarios. Esta interacción dinámica, lejos de ser una mera coexistencia profesional, es la esencia misma de una atención óptima al paciente.

1. Dinámica de equipo :
Cada miembro, desde el cirujano al anestesista, pasando por el enfermero y el técnico, aporta una experiencia única. Esta complementariedad profesional es la base de una atención segura y eficaz.

2. Preparación preoperatoria :
  * **Con el cirujano:** La enfermera trabaja conjuntamente para preparar al paciente, asegurarse de que se han llevado a cabo todas las investigaciones necesarias y de que el paciente ha sido debidamente informado.
  * **Con el anestesista:** Una evaluación preanestésica es crucial para prever los riesgos y garantizar una sedación o anestesia óptimas.

3. Durante la operación :
  * **Sincronización con el cirujano:** La enfermera proporciona el instrumental necesario, anticipa las fases de la intervención y puede ayudar a gestionar las urgencias.
  * **Interacción con el anestesista:** Supervisar el bienestar del paciente, comunicarle las necesidades de fluidos, medicación o transfusiones.
  * **Con el técnico:** Asegurarse de que el equipo es funcional, estéril y está disponible.

4. Postoperatorio :

La enfermera actúa como puente entre el paciente dormido o semiinconsciente y los especialistas, garantizando la continuidad de los cuidados y la vigilancia.

5. Protocolos y procedimientos :

Los procedimientos normalizados, claramente comprensibles y aceptados por todos, favorecen una colaboración fluida.

6. Reuniones periódicas y formación :

Las reuniones periódicas para discutir casos, compartir opiniones e incluso participar en cursos de formación conjuntos refuerzan la cohesión del equipo.

7. Comunicación abierta :

Un entorno en el que cada miembro se sienta libre de expresar sus preocupaciones, sugerencias o preguntas es esencial para evitar errores y garantizar una atención óptima.

8. Respeto mutuo :

La jerarquía médica tradicional está evolucionando hacia un enfoque más centrado en el equipo. Reconocer y valorar la contribución de cada miembro, sea cual sea su cargo, es crucial.

9. Escenarios de emergencia :

En los momentos críticos, la colaboración eficaz entre todos los implicados es vital. Se pueden organizar simulacros de emergencia para entrenar al equipo a trabajar conjuntamente en estas situaciones.

10. Retroalimentación constructiva :

La posibilidad de recibir comentarios, ya sean positivos o negativos, permite a cada miembro del equipo mejorar continuamente.

La colaboración en cirugía vascular no es un lujo, sino una necesidad. Garantiza que los pacientes reciban la mejor atención posible movilizando la experiencia colectiva en una danza perfectamente sincronizada de esfuerzos concertados.

Compartir información
con paramédicos

Compartir información con el equipo paramédico es un pilar esencial de la atención en cirugía vascular. Los paramédicos, incluidos enfermeros, técnicos de laboratorio, auxiliares de cuidados y otros especialistas, desempeñan un papel fundamental en la atención continuada. Una comunicación eficaz con ellos garantiza la seguridad del paciente, la eficacia de las intervenciones y el bienestar general del paciente.

1. Importancia de transmitir información :
Una información omitida, incompleta o incorrecta puede provocar errores médicos, retrasos en el tratamiento o una mala coordinación.

2. Historiales e informes médicos :
La actualización periódica de los historiales médicos, las observaciones y los informes garantiza que todos los implicados tengan acceso a la información más actualizada sobre el paciente.

3. Reuniones informativas diarias :
Las reuniones de relevo, que suelen celebrarse en el cambio de turno, sirven para poner al día al equipo sobre el estado de los pacientes, las intervenciones previstas y cualquier preocupación especial.

4. Herramientas de comunicación :
El uso de herramientas digitales, como los sistemas de información hospitalaria, puede facilitar el intercambio de información relevante en tiempo real.

5. Formación y educación :
Organizar sesiones de formación para paramédicos sobre las particularidades de la cirugía vascular, las señales de alarma y los procedimientos esenciales.

6. Borrar protocolos :
La aplicación de protocolos normalizados para situaciones comunes garantiza que todos los implicados sepan cómo actuar de forma coherente.

7. Comentarios de los paramédicos :
Animar al equipo paramédico a dar su opinión, hacer preguntas y compartir sus observaciones puede mejorar la calidad de la atención y reforzar la colaboración.

8. Coordinación con especialistas :
La cirugía vascular requiere a menudo la participación de otras especialidades (radiología, cardiología, etc.). Es esencial asegurarse de que los paramédicos estén informados de las recomendaciones o intervenciones de estos especialistas.

9. Preparación de la operación :
Proporcionar detalles sobre el tipo de operación, las necesidades específicas del paciente y cualquier complicación significa que los paramédicos pueden preparar el entorno operativo adecuadamente.

10. Gestión de emergencias :
Establezca protocolos de comunicación claros en caso de emergencia para garantizar una respuesta rápida y coordinada.

11. Confidencialidad :
Toda la información compartida debe respetar la confidencialidad del paciente y sólo debe transmitirse a los profesionales sanitarios directamente implicados en su atención.

Una comunicación eficaz y transparente con los paramédicos es crucial para garantizar una gestión holística en la cirugía vascular. No sólo mejora la calidad de la atención, sino que también fomenta la confianza y la colaboración entre las distintas partes implicadas.

Navegar por las situaciones comunicación difícil

La cirugía vascular, como otras especialidades médicas, puede presentar situaciones de comunicación delicadas. Ya se trate de anunciar un diagnóstico inesperado, gestionar las expectativas de un paciente ansioso o resolver conflictos dentro del equipo, es vital saber desenvolverse con tacto y empatía.

1. Reconocer la dificultad :
El primer paso es reconocer que una situación es compleja. Ya se trate de un malentendido, de malas noticias o de tensiones en el equipo, la toma de conciencia es el primer paso hacia la resolución.

2. Escucha activa :
Prestar oídos atentos no sólo ayuda a comprender el origen del problema, sino que también demuestra a la otra parte que sus preocupaciones se toman en serio.

3. Empatía y compasión :
Ponerse en el lugar de la otra persona, ya sea un paciente, un familiar o un colega, le ayuda a formular respuestas más sensibles y adecuadas.

4. Aclaración :
Si el origen de la dificultad es un malentendido, es esencial pedir aclaraciones. Formule preguntas abiertas para hacerse una idea más clara de la situación.

5. Lenguaje sencillo :
Especialmente en el ámbito médico, es crucial asegurarse de que el paciente y su familia entienden la información. Evite la jerga médica y asegúrese de que sus explicaciones son claras.

6. Gestionar sus emociones :
Es natural experimentar emociones en situaciones tensas. Sin embargo, es esencial reconocerlas y gestionarlas para que no se interpongan en la comunicación.

7. Pedir ayuda :

En determinadas situaciones, puede ser beneficioso recurrir a un mediador, ya sea un colega, un supervisor o incluso un profesional formado en mediación.

8. Ofrecer soluciones :

En lugar de centrarse únicamente en el problema, intente colaborar para encontrar soluciones. Esto puede ayudar a desviar la atención de las emociones negativas y dirigir la conversación hacia un resultado positivo.

9. Dar un paso atrás :

Si una situación se vuelve demasiado tensa, puede ser útil tomarse un descanso. Esto le permitirá recuperar la compostura, pensar en la mejor manera de proceder y abordar la situación con una perspectiva renovada.

10. Formación y educación :

Considere la posibilidad de seguir cursos de formación en comunicación, resolución de conflictos o asesoramiento para mejorar su capacidad de comunicación en situaciones difíciles.

Cada situación de comunicación difícil es única y no existe una solución única. Sin embargo, adoptando un enfoque empático, reflexivo y proactivo, es posible sortear con éxito la mayoría de estas situaciones, en beneficio del paciente, del equipo y del propio cuidador.

Capítulo 9

ACTUALIZACIÓN E INNOVACIONES TECNOLÓGICAS

Últimos avances en imagen vascular

La imagen vascular es un campo en constante evolución, impulsado por los avances tecnológicos y las innovaciones científicas. Estos avances recientes pretenden mejorar la precisión diagnóstica, reducir la invasividad de los procedimientos y aumentar la seguridad de los pacientes. He aquí algunos de los principales avances en este campo:

- **Angiografía por tomografía computarizada (Angio-TC)**: Aunque la Angio-TC no es nueva, las recientes mejoras en los algoritmos y las máquinas han permitido obtener imágenes de mayor resolución reduciendo al mismo tiempo la dosis de radiación a los pacientes.

- **Angiografía por resonancia magnética (ARM)**: La ARM, que utiliza ondas magnéticas en lugar de rayos X, ha experimentado mejoras significativas en cuanto a la velocidad y claridad de las imágenes. Resulta especialmente útil para los pacientes en los que es necesario minimizar la exposición a la radiación.

- **Imágenes de coherencia óptica (OCT)**: Esta técnica proporciona imágenes microscópicas de los vasos, lo que permite detectar anomalías en una fase muy temprana o guiar operaciones delicadas.

- **Técnicas de fusión de imágenes**: Al combinar distintas modalidades de imagen (por ejemplo, ecografía y fluoroscopia), estas técnicas proporcionan una visión completa y detallada de la zona de interés, lo que ayuda a los médicos en las intervenciones guiadas.

- **Elastografía**: Esta técnica mide la rigidez de los tejidos, proporcionando información valiosa sobre la salud vascular y el riesgo potencial de aneurisma.

- **Imagen molecular**: Se trata de una apasionante frontera de la investigación cuyo objetivo es visualizar procesos moleculares específicos en el interior de los vasos, lo que permitirá la detección precoz de enfermedades vasculares a nivel molecular.

- **Tecnología de reducción de la radiación** : Los nuevos sistemas de diagnóstico por imagen están equipados con tecnologías avanzadas que reducen al mínimo la dosis de radiación que reciben los pacientes al tiempo que mantienen la calidad de la imagen.
- **Software de análisis avanzado**: Gracias a la inteligencia artificial y al aprendizaje automático, los programas informáticos pueden ahora ayudar a detectar automáticamente anomalías, estimar el flujo sanguíneo o incluso predecir el riesgo de ciertas patologías vasculares.
- **Técnicas de imagen tridimensional (3D) y realidad aumentada**: Estas técnicas proporcionan una visión tridimensional de las estructuras vasculares, lo que facilita la planificación y realización de intervenciones.
- **Microcámaras y endoscopia vascular**: Pequeños dispositivos capaces de navegar por los vasos y proporcionar una visión interna detallada, útil para intervenciones selectivas.

Estos avances, aunque fascinantes, son sólo la punta del iceberg. El campo de la imagen vascular sigue evolucionando, prometiendo técnicas aún más precisas, más rápidas y menos invasivas para los pacientes. Para quienes trabajan en el sector médico, es crucial mantenerse al día de las nuevas técnicas y tecnologías para ofrecer la mejor atención posible.

Simulaciones y formación virtual para enfermeras

En la era de la digitalización y las tecnologías avanzadas, la enseñanza de la enfermería ha evolucionado considerablemente. Las simulaciones y la formación virtual han surgido como herramientas esenciales para proporcionar una educación práctica sin los riesgos asociados a las situaciones clínicas reales. Echemos un vistazo a cómo estos métodos están revolucionando la enseñanza de la enfermería.

1. Ventajas de las simulaciones :
   * **Aprendizaje sin riesgos:** los alumnos pueden practicar procedimientos complejos o gestionar urgencias sin poner en peligro a pacientes reales.
   * **Repetición:** Los simulacros le permiten repetir un procedimiento tantas veces como sea necesario, lo que fomenta el dominio y la confianza.
   * **Retroalimentación inmediata: los** sistemas de simulación suelen ofrecer retroalimentación en tiempo real, lo que permite a los alumnos corregir los errores en el acto.
2. Tipos de simulación :
   * **Maniquíes de alta fidelidad:** Estos maniquíes reproducen fielmente las reacciones fisiológicas humanas, proporcionando una experiencia realista de la atención al paciente.
   * **Simulaciones basadas en la realidad virtual:** Utilizando gafas de realidad virtual, los estudiantes pueden sumergirse en un entorno hospitalario virtual, practicar habilidades e interactuar con pacientes virtuales.
   * **Juegos serios y aplicaciones educativas: Los** juegos diseñados con fines formativos permiten aprender divirtiéndose, lo que aumenta el compromiso de los alumnos.

3. Formación virtual :

- **Plataformas de aprendizaje en línea: se puede** acceder a los cursos, módulos y talleres desde cualquier lugar y en cualquier momento, lo que ofrece flexibilidad a los estudiantes.
- **Seminarios web y conferencias virtuales: los** expertos en la materia pueden compartir sus conocimientos con estudiantes de todo el mundo, rompiendo así las barreras geográficas.
- **Realidad aumentada:** al superponer información digital sobre el entorno real, ofrece una experiencia de aprendizaje enriquecida.

4. Evaluación y retroalimentación :

- **Grabaciones de vídeo:** Las sesiones de simulación pueden grabarse y visualizarse para una evaluación detallada.
- **Inteligencia artificial:** Algunos sistemas avanzados utilizan la IA para proporcionar información precisa y personalizada sobre el rendimiento de los alumnos.

5. Retos y consideraciones :

- **Coste:** La inversión inicial en tecnología de simulación puede ser elevada, aunque los beneficios a largo plazo suelen justificar el coste.
- **Formación de los formadores:** Para maximizar la eficacia de las simulaciones, es necesario formar a los propios profesores en el uso de estas herramientas.
- **Un complemento, no un sustituto:** Aunque las simulaciones ofrecen enormes ventajas, no deben sustituir por completo a la experiencia clínica real.

Las simulaciones y la formación virtual enriquecen la enseñanza de la enfermería, proporcionando experiencia práctica en un entorno controlado. Al integrar estas herramientas modernas con los métodos de enseñanza tradicionales, podemos preparar a la próxima generación de enfermeras para que presten unos cuidados excepcionales en un mundo médico en constante cambio.

Telecirugía y telemedicina en cirugía vascular

La telecirugía y la telemedicina representan una fusión de la tecnología médica y la informática que abre nuevos horizontes para la atención al paciente. En el campo de la cirugía vascular, estos avances prometen mejorar el acceso a la asistencia, la precisión de las operaciones y la formación de los profesionales.

1. Telecirugía :
- **Definición: La** telecirugía se refiere a la realización a distancia de procedimientos quirúrgicos mediante robots controlados por cirujanos a través de una conexión segura a Internet.
- Ventajas :
  - **Acceso ampliado: Permite que** los pacientes de zonas remotas tengan acceso a cirujanos especialistas.
  - **Mayor precisión: Los** robots quirúrgicos pueden realizar movimientos extremadamente precisos, reduciendo el riesgo de errores.
  - **Reducción de la fatiga del cirujano: Las** operaciones prolongadas pueden ser menos agotadoras cuando el cirujano controla un robot.
- Desafíos :
  - **Dependencia de la tecnología:** Cualquier fallo tecnológico puede suponer un riesgo.
  - **Formación:** Los cirujanos deben estar formados para utilizar estos sistemas.
  - **Costes:** La inversión inicial en equipos robotizados es elevada.

2. Telemedicina en cirugía vascular :
- **Consultas a distancia: Los** cirujanos vasculares pueden evaluar, diagnosticar y asesorar a pacientes situados a distancia mediante plataformas de videoconferencia.
- **Seguimiento postoperatorio:** La telemedicina permite controlar a los pacientes tras una operación, evaluar la cicatrización y detectar cualquier complicación sin necesidad de desplazamientos frecuentes.
- **Colaboración médica:** Los cirujanos pueden trabajar con otros especialistas a distancia para debatir casos complejos y elaborar planes de tratamiento.
- **Educación y formación:** La telemedicina también ofrece oportunidades de formación continua para cirujanos y equipos médicos.

3. Implicaciones futuras :
- **Ampliar el acceso:** Con la democratización de la tecnología, cada vez más pacientes de todo el mundo podrían tener acceso a la atención especializada.
- **Innovaciones tecnológicas:** Los avances futuros podrían incluir la mejora de la háptica para la telecirugía, la realidad aumentada para visualizar los vasos sanguíneos y la inteligencia artificial para la ayuda al diagnóstico.
- **Normas y reglamentos : A** medida que estas tecnologías se generalicen, será esencial establecer normas para garantizar la seguridad de los pacientes.

La telecirugía y la telemedicina en cirugía vascular representan una prometedora fusión de tecnología y medicina. A medida que estos métodos sigan desarrollándose, tienen el potencial de transformar la forma en que se presta la asistencia, haciendo que la cirugía vascular sea más accesible y más precisa para los pacientes de todo el mundo.

Capítulo 10

GESTIÓN DE RIESGOS Y LA SEGURIDAD DEL PACIENTE

Identificar y anticipar peligros potenciales

Aunque la cirugía vascular es una parte esencial de la medicina moderna, también tiene su parte de peligros potenciales. Identificar y anticipar estos riesgos es crucial para garantizar la seguridad del paciente y el buen funcionamiento de las operaciones.

1. Identificación del peligro :
   - **Hemorragia:** Un riesgo siempre presente en cirugía, especialmente cuando se opera sobre vasos sanguíneos. Una hemorragia incontrolada puede tener graves consecuencias.
   - **Trombosis y embolia:** Tras una intervención quirúrgica pueden formarse coágulos sanguíneos que bloqueen vasos sanguíneos vitales.
   - **Infecciones:** Cualquier intervención quirúrgica expone al paciente a un riesgo de infección, ya sea local (en el lugar de la incisión) o sistémica.
   - **Daños nerviosos:** Los nervios cercanos a los lugares de la operación pueden resultar dañados, lo que provoca dolor, entumecimiento o pérdida de función.
   - **Complicaciones anestésicas: Las** reacciones adversas a la anestesia pueden incluir alergias, problemas respiratorios o efectos sobre el sistema cardiovascular.
   - **Fracaso del injerto o del stent:** Cuando se introducen en el organismo materiales extraños, como los stents, existe el riesgo de rechazo o fracaso.
2. Anticipación y prevención :
   - **Evaluación preoperatoria detallada:** Es esencial una evaluación minuciosa del paciente, que incluya su historial médico, las intervenciones quirúrgicas previas y los riesgos particulares.

- **Planificación quirúrgica meticulosa:** Una planificación precisa de la intervención, con imágenes de alta calidad y cartografía de los vasos, significa que hay menos sorpresas durante la cirugía.
- **Técnicas atraumáticas:** Utilización de instrumentos y técnicas que minimicen el traumatismo de tejidos y vasos.
- **Antibióticos profilácticos:** En algunos casos, la administración de antibióticos antes de la operación puede reducir el riesgo de infección.
- **Seguimiento postoperatorio: La** observación minuciosa tras la operación permite detectar y tratar rápidamente cualquier complicación.
- **Formación continua:** Garantizar que los cirujanos y el equipo médico reciban formación periódica sobre las últimas técnicas, tecnologías y protocolos de seguridad.
- **Preparación para emergencias: Disponga** de protocolos claros en caso de emergencia, como una hemorragia, y asegúrese de que todo el equipo está formado para aplicarlos.

Aun reconociendo que la cirugía vascular, como cualquier procedimiento médico, conlleva riesgos, una preparación rigurosa, un conocimiento profundo y un seguimiento cuidadoso pueden contribuir en gran medida a minimizar estos peligros.

Protocolos de seguridad y listas de comprobación

Los protocolos de seguridad y las listas de comprobación son esenciales para garantizar la seguridad de los pacientes y los profesionales sanitarios en la cirugía vascular. Sirven para normalizar los procedimientos, minimizar las omisiones y garantizar un enfoque coherente en cada operación.

1. Antes de la operación :
   - Evaluación preoperatoria :
     - Recopile el historial médico del paciente.
     - Realización de un examen físico.
     - Realice las pruebas de laboratorio pertinentes (por ejemplo, pruebas de coagulación).
     - Compruebe si hay antecedentes de alergias, sobre todo a anestésicos o fármacos específicos.
     - Evalúe la necesidad de profilaxis antibiótica.
   - Consentimiento informado :
     - Asegúrese de que el paciente ha sido informado de los riesgos, beneficios y alternativas de la operación.
     - Obtenga y documente el consentimiento informado firmado.
   - Preparación de la zona quirúrgica :
     - Afeitado si es necesario.
     - Limpieza y desinfección del lugar.
2. Durante la operación :
   - Lista de comprobación de la seguridad en el quirófano (basada en el protocolo de la OMS) :
     - Antes de inducir la anestesia: Compruebe la identidad del paciente, el tipo de operación prevista y la zona quirúrgica.
     - Antes de la incisión cutánea: Confirme todos los detalles de la operación, asegúrese de que el equipo está preparado y confirme que todo el material necesario está presente y funciona.
     - Antes de que el paciente abandone el quirófano: compruebe la integridad de las suturas, cuente el instrumental y las compresas, anote cualquier complicación y comente las recomendaciones postoperatorias.

- Manejo anestésico :
  - Monitorización continua de las constantes vitales.
  - Administración y monitorización de fármacos anestésicos.
  - Asegúrese de que el paciente está bien oxigenado y ventilado.
3. Después de la operación :
- Seguimiento postoperatorio :
  - Controle los signos vitales.
  - Evalúe el dolor y administre analgésicos si es necesario.
  - Vigile las hemorragias u otras secreciones en la zona quirúrgica.
  - Evalúe la función vascular distal (pulso, color, temperatura).
- Cuidado de heridas :
  - Revise la herida con regularidad para detectar cualquier signo de infección.
  - Cambie los apósitos según las instrucciones o si están sucios.
- Debriefing con el equipo:
  - Comente cualquier problema o complicación que haya surgido durante la operación.
  - Revise lo que ha ido bien e identifique las áreas de mejora.

Estos protocolos y listas de comprobación son sólo un ejemplo de lo que puede utilizarse en cirugía vascular. Es esencial que cada centro médico adapte estas listas a sus necesidades específicas, a los procedimientos realizados y a los recursos disponibles. La formación y las actualizaciones periódicas también son cruciales para garantizar que todo el personal conozca las mejores prácticas y los procedimientos de seguridad.

El papel de la enfermera en la mejora de la calidad de los cuidados

Las enfermeras desempeñan un papel central e indispensable en la prestación y mejora de los cuidados a los pacientes. Su posición única en la encrucijada de las interacciones entre médicos, pacientes, familiares y otros profesionales sanitarios significa que pueden contribuir significativamente a la calidad de la atención. He aquí una exploración detallada de este papel vital.

1. Evaluación continua de las necesidades del paciente :
   * Gracias a su presencia constante con los pacientes, las enfermeras evalúan regularmente su estado, tomando nota de cualquier cambio en su estado físico o psicológico.
   * Esta evaluación continua nos permite anticiparnos y responder rápidamente a las necesidades cambiantes de los pacientes.
2. Promover la seguridad del paciente :
   * Las enfermeras garantizan la seguridad de los pacientes, por ejemplo asegurándose de que la medicación se administra correctamente y de que se minimiza el riesgo de caídas.
   * A menudo son los primeros en advertir y señalar posibles errores o anomalías en el proceso asistencial.
3. Coordinación de los cuidados :
   * Las enfermeras coordinan el trabajo de los distintos profesionales sanitarios implicados en la atención de un paciente, garantizando un enfoque multidisciplinar armonioso.
4. Educación del paciente y la familia :
   * Informar a los pacientes y a sus familias sobre enfermedades, tratamientos, cuidados postoperatorios y prevención es una función clave de la enfermería.

- Esta educación ayuda a mejorar la adherencia al tratamiento y da a los pacientes un mayor sentido de la responsabilidad en la gestión de su salud.

5. Defensa de las necesidades del paciente :
- Las enfermeras defienden los intereses y las necesidades de los pacientes, asegurándose de que se escuchan sus voces y se respetan sus derechos.

6. Participación en la investigación clínica :
- Muchas enfermeras participan en la investigación, contribuyendo a la mejora de la práctica basada en pruebas y a la innovación de los cuidados.

7. Contribución a la formación y tutoría :
- Las enfermeras con experiencia desempeñan un papel esencial en la formación y orientación de las nuevas generaciones de enfermeras, garantizando que se transmitan continuamente las mejores prácticas.

8. Mejora de los procesos :
- Gracias a su experiencia cotidiana, las enfermeras suelen identificar las áreas susceptibles de mejora en los protocolos y procesos asistenciales, y pueden participar activamente en su optimización.

9. Comunicación y colaboración :
- Las enfermeras promueven una comunicación abierta entre los pacientes, las familias y los equipos médicos, garantizando que todas las partes interesadas estén informadas y participen en el proceso de atención.

10. Apoyo emocional :
- Además de los cuidados físicos, las enfermeras proporcionan apoyo psicológico y emocional a los pacientes y sus familias, reforzando la dimensión humana de los cuidados.

El papel de la enfermera va mucho más allá de la mera prestación de cuidados técnicos. Es un pilar central de la atención de calidad, que garantiza no sólo la seguridad y el bienestar de los pacientes, sino también la eficacia y la humanidad del sistema sanitario en su conjunto.

Capítulo 11

FARMACOLOGÍA EN CIRUGÍA VASCULAR

Medicamentos de uso común y su mecanismo de acción

Los medicamentos son compuestos diseñados para tratar, prevenir o diagnosticar enfermedades. Tienen diferentes mecanismos de acción que determinan cómo actúan en el organismo. He aquí una lista de algunas clases de medicamentos de uso común y su mecanismo de acción:

- Antibióticos (como la penicilina) :
    - Mecanismo: matan o inhiben el crecimiento de las bacterias. Algunos actúan alterando la pared celular de la bacteria, mientras que otros inhiben su capacidad para sintetizar proteínas o copiar su ADN.
- Medicamentos antiinflamatorios no esteroideos (AINE, como el ibuprofeno):
    - Mecanismo: Inhiben las enzimas (principalmente la ciclooxigenasa) responsables de la producción de prostaglandinas, moléculas que intervienen en la inflamación y el dolor.
- Estatinas (como la atorvastatina) :
    - Mecanismo: Inhiben una enzima (HMG-CoA reductasa) necesaria para la producción de colesterol por el hígado, reduciendo así los niveles de colesterol en sangre.
- Anticoagulantes (como la warfarina) :
    - Mecanismo: Impiden la coagulación de la sangre al interferir con la cascada de la coagulación u otros factores sanguíneos.
- Antivirales (como el oseltamivir) :
    - Mecanismo: Inhiben la capacidad de los virus para entrar en las células, replicarse o ensamblarse y liberar nuevas partículas virales.

- Antihipertensivos (como los betabloqueantes) :
  - Mecanismo: Actúan relajando los vasos sanguíneos, reduciendo el volumen de sangre o disminuyendo la fuerza y la velocidad de la contracción cardiaca, con lo que bajan la tensión arterial.
- Antidiabéticos (como la metformina) :
  - Mecanismo: Aumentan la sensibilidad a la insulina, estimulan la liberación de insulina o reducen la producción de glucosa por el hígado.
- Antipsicóticos (como la risperidona) :
  - Mecanismo: Modulan la actividad de ciertos neurotransmisores cerebrales, en particular la dopamina y la serotonina.
- Antidepresivos (como los inhibidores selectivos de la recaptación de serotonina, ISRS):
  - Mecanismo: Aumentan la disponibilidad de ciertos neurotransmisores en el cerebro, principalmente la serotonina, al inhibir su recaptación en las sinapsis.
- Opiáceos (como la morfina) :
- Mecanismo: Actúan sobre los receptores opioides del cerebro para reducir la percepción del dolor.

Esta lista no es ni mucho menos exhaustiva, ya que existen miles de medicamentos, cada uno con su propio mecanismo de acción. Antes de tomar cualquier medicamento, siempre es esencial consultar a un profesional sanitario para conocer sus efectos, su mecanismo de acción y las posibles interacciones con otros medicamentos.

Interacciones medicamentosas y efectos secundarios

Cuando se toman varios medicamentos simultáneamente, pueden interactuar entre sí de forma predecible o impredecible. Estas interacciones pueden afectar a la eficacia de los medicamentos o aumentar el riesgo de efectos secundarios.

Interacciones medicamentosas :
- Interacciones farmacodinámicas :
    - Se producen cuando dos fármacos tienen efectos similares u opuestos sobre la misma función fisiológica. Por ejemplo, tomar un antihipertensivo con un fármaco que eleva la tensión arterial.
- Interacciones farmacocinéticas :
    - Estas interacciones modifican la absorción, distribución, metabolismo o excreción de un fármaco. Por ejemplo, algunos medicamentos pueden inhibir o inducir las enzimas hepáticas que metabolizan otros fármacos, alterando así sus niveles en sangre.
- Interacciones alimentarias :
    - Ciertos alimentos pueden interferir en la absorción o el metabolismo de los medicamentos. Por ejemplo, el pomelo puede aumentar los niveles de ciertos fármacos en la sangre al inhibir una enzima implicada en su metabolismo.
- Interacciones con suplementos o plantas medicinales :
    - Productos como la hierba de San Juan pueden interactuar con fármacos como los antidepresivos o los anticoagulantes, alterando su eficacia o aumentando el riesgo de efectos secundarios.

Efectos secundarios:

- Efectos secundarios comunes:
    - Estos efectos son generalmente benignos y previsibles. Por ejemplo, la somnolencia causada por los antihistamínicos o el estreñimiento provocado por ciertos opiáceos.
- Efectos secundarios graves :
    - Se trata de efectos poco frecuentes pero potencialmente peligrosos, como reacciones alérgicas graves o problemas cardiacos inducidos por ciertos medicamentos.
- Efectos secundarios retardados :
    - Pueden aparecer mucho después del inicio del tratamiento, como ciertos efectos secundarios de la quimioterapia.
- Efectos secundarios relacionados con la dosis :
    - Algunos efectos están directamente relacionados con la dosis de medicamento administrada. Por ejemplo, una sobredosis de aspirina puede causar problemas auditivos.
- Efectos secundarios idiosincrásicos :
    - Se trata de reacciones imprevisibles que no están relacionadas con la dosis y que no se explican necesariamente por las propiedades farmacológicas conocidas del medicamento.

Las interacciones entre fármacos y los efectos secundarios son dos de las principales preocupaciones a la hora de prescribir y tomar medicamentos. Una comunicación abierta entre el paciente y el profesional sanitario, un conocimiento profundo de los medicamentos y un seguimiento regular pueden ayudar a minimizar los riesgos asociados y garantizar un tratamiento farmacológico seguro y eficaz.

Tratamiento del dolor postoperatorio

El dolor postoperatorio es una preocupación común tanto para los pacientes como para el personal médico. Puede repercutir en la recuperación, la duración de la hospitalización y aumentar el riesgo de complicaciones. El tratamiento eficaz del dolor postoperatorio es esencial para optimizar la recuperación del paciente y mejorar su comodidad.

Evaluación del dolor :
El primer paso en el tratamiento del dolor es la evaluación del mismo. Las escalas de dolor visuales o verbales, como la escala analógica visual, pueden ayudar a cuantificar el nivel de dolor que siente el paciente.
Enfoques farmacológicos :

- Analgésicos no opiáceos :
  - Por ejemplo, paracetamol o antiinflamatorios no esteroideos (AINE) como el ibuprofeno. Estos fármacos suelen utilizarse para el dolor leve o moderado.
- Opiáceos :
  - Para el dolor de moderado a intenso, pueden recetarse fármacos como la morfina, la oxicodona o el tramadol. Son eficaces, pero pueden tener efectos secundarios como estreñimiento, somnolencia y riesgo de dependencia.
- Aditivos :
  - Algunos fármacos, como los antidepresivos tricíclicos o los anticonvulsivos, pueden utilizarse para reforzar el efecto analgésico o tratar tipos específicos de dolor, como el dolor neuropático.

Enfoques no farmacológicos :
- Técnicas de relajación :
  - La respiración profunda, la meditación o la visualización pueden ayudar a reducir la percepción del dolor.
- Termoterapia y crioterapia :
  - Aplicar calor o frío puede proporcionar un alivio temporal.
- Estimulación nerviosa eléctrica transcutánea (ENET) :
  - Utiliza corrientes eléctricas para aliviar el dolor.
- Fisioterapia :
  - El movimiento y el ejercicio pueden ayudar a reducir el dolor y mejorar la función.

Estrategias centradas en el paciente :
- Educación del paciente :
  - Informe a los pacientes sobre lo que pueden esperar en términos de dolor, las opciones de tratamiento disponibles y la importancia de comunicar sus niveles de dolor.
- Plan de cuidados personalizado :
  - Cada paciente es único. Su plan de tratamiento del dolor debe adaptarse a sus necesidades, preferencias y estado general de salud.

El tratamiento del dolor postoperatorio es un aspecto crucial de la atención tras una intervención quirúrgica. Requiere un enfoque multidimensional que combine métodos farmacológicos y no farmacológicos, haciendo hincapié en escuchar a los pacientes y sus necesidades. Una gestión eficaz puede mejorar en gran medida la satisfacción del paciente y promover una recuperación rápida y sin complicaciones.

Capítulo 12

RETOS ÉTICOS ESPECÍFICOS CIRUGÍA VASCULAR

Asignación de recursos y priorización de pacientes

En un entorno médico, cada decisión reviste una importancia especial, sobre todo cuando se trata de asignar recursos limitados y dar prioridad a los pacientes. En cirugía vascular, esta tarea se complica aún más por el carácter urgente y a veces imprevisible de los casos, así como por la complejidad de las intervenciones.

Comprender lo que está en juego :
Los recursos, ya sean materiales, humanos o financieros, suelen ser limitados. El uso óptimo de estos recursos es vital si queremos garantizar una atención de calidad a todos los pacientes. Por ello, la priorización se convierte en una herramienta esencial para determinar quién debe ser tratado en primer lugar, en función de la gravedad, la urgencia y las posibilidades de éxito de la intervención.

Métodos de asignación de recursos :
- Evaluación de las necesidades :
    - Un inventario periódico del equipo, el personal, los medicamentos y otros recursos permite identificar las necesidades actuales y futuras.
- Optimización del equipo :
    - Mantenimiento regular, formación continua del personal sobre el uso óptimo de los equipos y actualizaciones tecnológicas periódicas.
- Gestión de personal :
    - Garantizar una distribución equilibrada de las tareas, ofrecer formación continua y velar por el bienestar de los miembros del equipo para maximizar su eficacia.

Criterios de priorización de pacientes

- Urgencias médicas :
  - Los pacientes con una afección potencialmente mortal inmediata, como la rotura de un aneurisma, son tratados de forma prioritaria, como es natural.
- Beneficio clínico esperado :
  - Dé prioridad a las intervenciones que ofrezcan un beneficio significativo en términos de supervivencia o calidad de vida.
- Esperando :
  - Tenga en cuenta el tiempo de espera del paciente, especialmente en caso de cirugía electiva.
- Edad y comorbilidades :
  - Aunque la edad no debe ser un criterio discriminatorio, puede tenerse en cuenta en combinación con otros factores, como las comorbilidades, para evaluar las posibilidades de éxito postoperatorio.

Retos éticos :

En ocasiones, el establecimiento de prioridades puede dar lugar a dilemas éticos, sobre todo cuando hay que elegir entre dos pacientes que presentan una urgencia similar. Es esencial disponer de directrices claras, justas y transparentes para orientar estas decisiones.

La asignación de recursos y la priorización de pacientes en cirugía vascular son retos constantes que requieren un pensamiento estratégico, ético y centrado en el paciente. La estrecha colaboración entre cirujanos, enfermeras, administradores y otros miembros del equipo médico es esencial para garantizar una atención óptima a todos los pacientes, a pesar de las limitaciones de recursos.

Rechazo del tratamiento y la autonomía del paciente

La autonomía del paciente es un pilar fundamental de la medicina moderna. Refleja el respeto por los derechos individuales, permitiendo a cada persona desempeñar un papel activo en las decisiones relativas a su salud. Sin embargo, en cirugía vascular, como en otras disciplinas médicas, el rechazo de un tratamiento por parte de un paciente puede plantear retos éticos y prácticos a los profesionales sanitarios.

La importancia de la autonomía del paciente :
La autonomía se basa en la idea de que cada individuo tiene derecho a tomar decisiones sobre su propio cuerpo. Es un reconocimiento del derecho a la libertad y a la dignidad humana. En medicina, significa que el paciente tiene derecho a rechazar un tratamiento, aunque pueda ser contrario a su bienestar.

Razones comunes para rechazar el tratamiento :
- **Creencias religiosas o culturales:** Algunos pacientes rechazan los procedimientos debido a sus creencias personales.
- **Miedo a las complicaciones: Los** temores sobre los riesgos de la cirugía o los efectos secundarios pueden disuadir a algunos pacientes.
- **Malentendidos:** Una explicación insuficiente o malinterpretada de la necesidad o los beneficios de una intervención puede provocar un rechazo.
- **Experiencias pasadas: Los** tratamientos anteriores que han salido mal pueden influir negativamente en la decisión del paciente.

Navegar a través del rechazo al tratamiento :
- **Comunicación abierta:** Establezca un diálogo con el paciente para comprender el motivo de su negativa y abordar sus preocupaciones.

- **Educación:** Proporcionar información clara, precisa y comprensible sobre el tratamiento propuesto, sus beneficios y sus riesgos.
- **Implicar a la familia:** En determinadas culturas o situaciones, las conversaciones con la familia pueden ayudar a aclarar la decisión del paciente.
- **Considere alternativas:** Si es posible, proponga alternativas que puedan ser más aceptables para el paciente.
- **Consentimiento informado:** Asegurarse de que el paciente comprende plenamente las consecuencias de su negativa.

Aspectos éticos :

Aunque los profesionales sanitarios tienen el deber de proteger la salud y el bienestar de sus pacientes, también deben respetar la autonomía del paciente. Esto puede crear conflictos, sobre todo si el paciente rechaza un tratamiento que podría salvarle la vida o mejorar significativamente su calidad de vida.

El rechazo del tratamiento es un reto complejo en cirugía vascular. Aunque puede resultar difícil aceptar tal decisión, es esencial respetar la autonomía del paciente. Mediante una comunicación abierta, una educación centrada en el paciente y un enfoque empático, los profesionales sanitarios pueden ayudar a los pacientes a tomar decisiones informadas que reflejen realmente sus deseos y valores.

El final de la vida y la cirugía vascular

Cuando se trata de cirugía vascular, lo que está en juego puede ser inmenso. Las intervenciones diseñadas para mejorar la circulación, prevenir derrames cerebrales o tratar aneurismas pueden salvar vidas, pero también pueden ser arriesgadas, sobre todo en pacientes ancianos o en fases avanzadas de una enfermedad. En este contexto, ¿cómo gestionamos el final de la vida? ¿Cómo equilibramos la esperanza de una mejoría con la realidad de los posibles riesgos y complicaciones?

Cirugía vascular en la vejez :
La edad avanzada puede traer consigo una serie de comorbilidades, lo que a veces hace que la cirugía sea más arriesgada. Sin embargo, los avances en las técnicas y los conocimientos hacen que ahora podamos ofrecer a los pacientes de edad avanzada operaciones que antes se consideraban demasiado arriesgadas.

Considere los beneficios y los riesgos :
- **Calidad de vida postoperatoria:** ¿La operación mejorará significativamente la calidad de vida del paciente o podría deteriorarla aún más, especialmente en caso de complicaciones?
- **Tiempo de vida estimado: ¿Está** justificada la operación si al paciente sólo le quedan unos meses o años de vida?

Retos éticos :
- **Autonomía del paciente:** Los pacientes tienen derecho a elegir o rechazar un tratamiento, incluso ante un posible final de la vida. Informarles correctamente es esencial.
- **No maleficencia:** los profesionales sanitarios deben evitar causar daños. ¿Está justificada una intervención de riesgo?
- **Beneficencia:** Los cuidadores deben actuar en el mejor interés del paciente, sopesando los beneficios y los riesgos.

Directivas anticipadas y planificación de cuidados :
Cuando un paciente padece una enfermedad terminal o se enfrenta a una decisión quirúrgica arriesgada, es esencial discutir los deseos del paciente respecto a su final de vida

y redactar unas directrices anticipadas si aún no se ha hecho.

El papel del equipo médico :

- **Comunicación:** Discuta abiertamente los beneficios, los riesgos y las alternativas disponibles.
- **Apoyo:** Ofrecer apoyo emocional al paciente y a su familia, y guiarles a través de estas difíciles decisiones.
- **Interdisciplinariedad:** Trabajar con otros profesionales sanitarios, como especialistas en cuidados paliativos, para garantizar un enfoque integral.

El final de la vida en cirugía vascular plantea grandes retos, tanto médicos como éticos. Como profesionales sanitarios, es esencial apoyar a los pacientes y a sus familias con empatía, honestidad y pericia, respetando al mismo tiempo sus elecciones y valores. De este modo, podemos aspirar a ofrecer un final de vida digno y acorde con los deseos de todos, incluso en las situaciones más complejas.

Capítulo 13

EL ASPECTO PREVENTIVO Y EDUCATIVO PARA LOS PACIENTES

Prevención de enfermedades vasculares

Las enfermedades vasculares, que engloban toda una serie de afecciones relacionadas con los vasos sanguíneos, son un importante problema de salud pública. La prevalencia de estas enfermedades tiende a aumentar con la edad, pero factores como el estilo de vida también desempeñan un papel importante. Afortunadamente, gracias a una mejor comprensión de las causas subyacentes, pueden adoptarse muchas estrategias preventivas para minimizar los riesgos.

Enfermedad vascular: una amenaza silenciosa
A menudo insidiosas, las enfermedades vasculares pueden desarrollarse sin síntomas evidentes durante largos periodos. Cuando aparecen, pueden tener consecuencias graves o incluso mortales, como infartos cerebrales, infartos de miocardio o aneurismas.

Principales factores de riesgo :
- **Hipertensión arterial:** Uno de los principales responsables de las patologías vasculares.
- **Fumar:** Los componentes del tabaco pueden dañar las paredes vasculares y acelerar el proceso de aterosclerosis.
- **Diabetes:** Favorece las lesiones vasculares, sobre todo en los miembros inferiores.
- **Hiperlipidemia: Los** niveles elevados de colesterol pueden provocar su depósito en las paredes de las arterias, formando placas ateroscleróticas.
- **El sedentarismo y la obesidad:** promotores de todos los factores de riesgo mencionados.

Estrategias preventivas: Un camino hacia la salud vascular
- **Adoptar una dieta equilibrada:** Favoreciendo los alimentos ricos en fibra, bajos en grasas saturadas y azúcares, y aumentando el consumo de fruta, verdura y pescado.

- **Actividad física regular: Al** menos 30 minutos de actividad moderada, como caminar a paso ligero, al menos 5 veces por semana.
- **Dejar de fumar:** Encuentre recursos y ayuda para dejar de fumar.
- **Control del peso:** Mantener un peso saludable reduce el riesgo de enfermedad vascular.
- **Gestión del estrés:** Adopte técnicas de relajación como la meditación o el yoga.
- **Control médico: Se llevan a cabo** controles regulares para vigilar y regular la tensión arterial, los niveles de azúcar en sangre y el colesterol.
- **Medicación:** Tome la medicación prescrita para tratar o prevenir la enfermedad vascular, siempre bajo supervisión médica.

Sensibilización y educación :

Educar al público en general sobre los peligros de las enfermedades vasculares y la importancia de la prevención es crucial. Las campañas de concienciación, los talleres educativos y las revisiones periódicas pueden desempeñar un papel decisivo en la reducción de la incidencia de estas enfermedades.

La prevención de las enfermedades vasculares requiere un compromiso activo con un estilo de vida saludable. Combinando una dieta equilibrada, una actividad física regular, una supervisión médica adecuada y evitando comportamientos de riesgo, es totalmente posible reducir significativamente el riesgo de desarrollar estas devastadoras enfermedades. Un enfoque proactivo no sólo beneficia la salud vascular, sino que también mejora la calidad de vida en general.

Promover estilos de vida saludables

Probablemente todos hemos oído alguna vez el adagio "una mente sana en un cuerpo sano". Sin embargo, con el rápido ritmo de la sociedad moderna y las constantes demandas de nuestro tiempo y energía, mantener un estilo de vida saludable puede parecer un reto desalentador. Sin embargo, promover un estilo de vida saludable es esencial para prevenir muchas enfermedades crónicas, en particular las vasculares, y garantizar una mejor calidad de vida.

La multidimensionalidad de la salud :
La salud no es simplemente la ausencia de enfermedad. Abarca el bienestar físico, mental y social. Así que promover un estilo de vida saludable significa abordar estos diferentes aspectos de forma holística.

Los pilares de un estilo de vida saludable :
* **Dieta equilibrada:** Siga una dieta variada y equilibrada, dando prioridad a los alimentos frescos, locales y de temporada. Reduzca el consumo de alimentos ultraprocesados ricos en azúcar, sal y grasas saturadas.
* **Actividad física:** Actividad física regular adaptada a sus capacidades y preferencias. Puede ir desde un paseo diario hasta actividades más intensas como correr o montar en bicicleta.
* **Sueño de calidad:** Garantizar una buena noche de sueño es esencial. Un sueño insuficiente o de mala calidad puede tener consecuencias perjudiciales para la salud mental y física.
* **Gestión del estrés:** Aprenda a identificar las fuentes de estrés y a desarrollar mecanismos de afrontamiento. Esto puede implicar practicar meditación o yoga, o simplemente tomarse un tiempo.

- **Interacción social: Las** relaciones sociales positivas son buenas para la salud mental. Es importante sentirse apoyado y comprendido.
- **Evite las sustancias nocivas:** Reduzca o elimine el consumo de tabaco, alcohol y otras drogas. Estas sustancias aumentan el riesgo de desarrollar muchas enfermedades.

La importancia de la educación sanitaria :
Es esencial educar a la gente desde una edad temprana sobre la importancia de un estilo de vida saludable. Las escuelas, los medios de comunicación, los profesionales de la salud y las instituciones públicas tienen todos un papel que desempeñar en esta educación.

Obstáculos para una vida sana :
Reconocer las barreras que impiden adoptar un estilo de vida saludable es el primer paso para superarlas. Éstas pueden estar relacionadas con el entorno, los hábitos heredados de la familia, la falta de información o la escasa disponibilidad de recursos saludables.

Promover estilos de vida saludables es algo más que un mantra; es una necesidad absoluta en nuestro mundo moderno. Si situamos la salud en el centro de nuestras preocupaciones y tomamos decisiones con conocimiento de causa, no sólo podremos mejorar nuestro propio bienestar, sino también el de nuestra comunidad.

Importancia de un seguimiento regular

En el complejo viaje que es la salud, las revisiones periódicas son como faros que iluminan nuestro camino, garantizando que nos mantenemos en la senda correcta. Mucho más que simples citas médicas, estos momentos clave trazan un mapa de nuestra salud, ofreciendo una visión clara de cualquier escollo y de las mejores direcciones a seguir.

La medicina moderna, con su gama de tecnologías avanzadas, ofrece diagnósticos notablemente precisos. Sin embargo, es la regularidad de las consultas y los chequeos lo que realmente permite detectar anomalías en una fase temprana, cuando por lo general son más fáciles de tratar. Esto convierte las visitas regulares al médico o al especialista en una línea de defensa proactiva contra el desarrollo de enfermedades potencialmente graves.

Los controles periódicos van mucho más allá de la simple detección de enfermedades. Fomentan un diálogo continuo entre el paciente y el profesional sanitario. Esta interacción crea una relación de confianza, en la que el paciente se siente escuchado, comprendido y atendido. El paciente se convierte entonces en un protagonista activo de su propia salud, implicado y consciente de la importancia de seguir las recomendaciones y los tratamientos prescritos.

También es una oportunidad para evaluar la eficacia de un tratamiento en curso, ajustar las dosis o incluso cambiarlas si es necesario. Es un enfoque adaptativo que se adapta a las necesidades cambiantes del paciente, garantizando una atención óptima en cada etapa de su vida.

No hay que olvidar el aspecto educativo de los cuidados de seguimiento. Brindan la oportunidad de informar a los pacientes sobre los últimos avances médicos, las nuevas recomendaciones y los hábitos de vida más saludables. La transmisión de conocimientos es una herramienta poderosa, que transforma a los pacientes en verdaderos guardianes de su salud.
No se puede subestimar la importancia de los chequeos periódicos. Constituyen los sólidos cimientos de un enfoque preventivo, proactivo y adaptativo de la salud. En este ballet de consultas y diálogo, cada individuo, armado de conocimientos y apoyado por su profesional sanitario,

baila con gracia por el camino del bienestar y la longevidad.

Capítulo 14

LA INTEGRACIÓN DE LA TELEMEDICINA

Los beneficios y la eficacia de la telemedicina en cirugía vascular

A lo largo de las décadas, la medicina no ha dejado de evolucionar, moldeándose y reinventándose en consonancia con los avances tecnológicos. Recientemente, uno de los avances más significativos ha sido la telemedicina, que permite prestar asistencia a distancia mediante herramientas digitales. En cirugía vascular, esta innovación ha demostrado ser notablemente útil y eficaz, ampliando los límites tradicionales de la atención médica.

La telemedicina en cirugía vascular, como en otras disciplinas, ha demostrado ser una herramienta esencial, sobre todo para las poblaciones alejadas de los centros de atención especializada. Permite un seguimiento postoperatorio eficaz sin que el paciente tenga que desplazarse largas distancias. Las imágenes, las exploraciones y los datos pueden transmitirse en tiempo real, lo que permite a los cirujanos evaluar la recuperación, detectar cualquier complicación y ajustar las recomendaciones terapéuticas.

Además del seguimiento postoperatorio, la telemedicina es también una valiosa herramienta para la **consulta preoperatoria**. Los pacientes pueden beneficiarse del asesoramiento de expertos aunque se encuentren geográficamente distantes. Esto optimiza las decisiones sobre la cirugía y prepara el terreno para un resultado satisfactorio.

Uno de los mayores beneficios de la telemedicina es la **formación continua de los** profesionales sanitarios. Gracias a esta tecnología, cirujanos de todo el mundo pueden colaborar, compartiendo casos complejos, intercambiando técnicas quirúrgicas innovadoras y participando en simulaciones en tiempo real. La telemedicina actúa como un puente, uniendo a las mentes brillantes de la cirugía vascular y fomentando un aumento colectivo de las competencias.

Sin embargo, por muy prometedora que sea, la telemedicina no está exenta de desafíos. Existen dudas sobre la **seguridad de los datos**, la interoperabilidad de los sistemas y la calidad de la conexión, sobre todo en zonas remotas. Además, el contacto humano sigue siendo insustituible y algunos pacientes pueden sentir cierta distancia en este enfoque digitalizado.

La telemedicina en cirugía vascular ha demostrado su inmenso potencial, abriendo nuevas vías de asistencia, formación y colaboración. Aunque este avance debe abordarse con cautela, sin duda encarna la fusión de la tecnología y la medicina, llevando la cirugía vascular a nuevos horizontes.

Formación y competencias necesarias para la enfermera

La profesión de enfermera está en el corazón del sistema sanitario, desempeñando un papel crucial en la atención al paciente. En cirugía vascular, las exigencias son aún más específicas, ya que requieren una combinación de pericia técnica, conocimientos médicos profundos y cualidades humanas excepcionales.

1. Formación académica :
Todo comienza con la **formación inicial en enfermería**. Dependiendo del país, puede tratarse de un diploma de enfermería, una licenciatura o un máster. Esta formación incluye tanto cursos teóricos como prácticas clínicas, lo

que proporciona a los estudiantes una primera toma de contacto con el mundo de los hospitales.

2. Especialización en cirugía vascular :

Tras adquirir experiencia clínica general, quienes deseen especializarse en cirugía vascular pueden seguir una formación complementaria o realizar una residencia en este campo. Entonces aprenderán en detalle el sistema vascular, los procedimientos quirúrgicos específicos y el tratamiento pre y postoperatorio de los pacientes.

3. Aptitudes técnicas :

*   **Dominio de herramientas y equipos específicos:** Las enfermeras deben sentirse cómodas con una gran variedad de instrumentos médicos, desde catéteres hasta monitores cardíacos.
*   **Preparación del paciente para la cirugía:** Incluye la colocación de puertos de acceso venoso, la preparación de la piel y la monitorización de los signos vitales.
*   **Asistencia durante las operaciones:** Aunque el cirujano lleva a cabo la intervención, la enfermera desempeña un papel clave en la asistencia, proporcionando los instrumentos necesarios y controlando al paciente.

4. Habilidades clínicas :

Las enfermeras deben ser capaces de evaluar rápidamente el estado de un paciente, reconocer los signos de alerta de complicaciones y tomar decisiones informadas en una situación de emergencia.

5. Habilidades interpersonales :

*   **Comunicación:** Las enfermeras son a menudo el primer punto de contacto para los pacientes. Por ello, deben ser capaces de explicar los procedimientos, responder a las preguntas y tranquilizar a los pacientes y sus familias.
*   **Empatía y compasión:** La capacidad de ponerse en el lugar del paciente, de comprender sus miedos y preocupaciones, es esencial.

6. Trabajo en equipo :
La cirugía vascular es un trabajo de equipo. Por ello, las enfermeras deben ser capaces de trabajar eficazmente con cirujanos, anestesistas, técnicos y todo el personal médico.

7. Compromiso con la formación continua :
La medicina es un campo en constante evolución. Por ello, las enfermeras deben estar preparadas para actualizar sus conocimientos con regularidad, realizar nuevos cursos de formación y adaptarse a las innovaciones tecnológicas y metodológicas.

La enfermera de cirugía vascular es mucho más que una simple operadora. Son un pilar del proceso asistencial, que combina conocimientos técnicos, experiencia clínica y cualidades humanas para garantizar la mejor atención posible al paciente.

Retos y ventajas de este enfoque

Especializarse en cirugía vascular ofrece muchas oportunidades, pero también conlleva su cuota de desafíos. Cada día, estos profesionales se enfrentan a una serie de situaciones clínicas complejas al tiempo que se sitúan a la vanguardia de los avances tecnológicos y médicos.

Desafíos :
- **Aumento de la complejidad de los casos:** Con los avances de la medicina, los pacientes atendidos pueden presentar múltiples comorbilidades, lo que hace más delicado su tratamiento.
- **Actualización continua:** la cirugía vascular es un campo en constante evolución, que requiere que las enfermeras estén a la vanguardia de las nuevas técnicas, fármacos y mejores prácticas.

- **Carga emocional:** Enfrentarse a situaciones que a menudo son críticas, gestionar sus emociones al tiempo que ofrece apoyo a los pacientes y sus familias puede ser duro.
- **Horarios de trabajo irregulares:** La naturaleza urgente de algunos procedimientos vasculares significa que las enfermeras pueden trabajar a menudo horas inesperadas, incluidas noches y fines de semana.
- **Presión y estrés:** La necesidad de actuar con rapidez, a veces en situaciones de vida o muerte, puede generar altos niveles de estrés.

Ventajas :

- **Satisfacción profesional:** No hay nada más gratificante que ver a un paciente recuperarse tras una intervención quirúrgica exitosa, sabiendo que usted ha desempeñado un papel crucial en ese éxito.
- **Oportunidades de desarrollo profesional:** La especialización ofrece numerosas oportunidades de formación continua, participación en investigaciones o colaboración con expertos de renombre mundial.
- **Remuneración competitiva: debido a la** naturaleza especializada de su función, las enfermeras de cirugía vascular suelen estar mejor pagadas que sus homólogas de otros campos.
- **Interdisciplinariedad:** Trabajar en estrecha colaboración con cirujanos, anestesistas, radiólogos y otros especialistas ofrece una perspectiva enriquecedora y un enfoque holístico de la atención.
- **Impacto directo en la calidad de vida de los pacientes:** Al ayudar a restablecer la circulación o evitar complicaciones vasculares graves, las enfermeras tienen un impacto tangible en la calidad de vida de los pacientes.

Aunque el camino hacia la especialización en cirugía vascular está plagado de retos, ofrece a cambio recompensas inestimables, tanto profesional como personalmente. La clave reside en la formación continua, el apoyo de los compañeros y una pasión inquebrantable por el bienestar de los pacientes.

Capítulo 15

CASOS ESPECIALES Y POBLACIONES ESPECÍFICAS

Cirugía vascular pediátrica: características específicas y retos

La cirugía vascular pediátrica se distingue por centrarse en un grupo demográfico muy específico: los niños, desde recién nacidos hasta adolescentes. Estos pacientes presentan retos anatómicos, fisiológicos y emocionales únicos. Echemos un vistazo a las características y retos específicos de esta subespecialidad de la cirugía vascular.

Características especiales:
- **Anatomía y fisiología cambiantes: La** anatomía de los niños cambia constantemente. Los vasos de un recién nacido o un lactante son considerablemente más pequeños que los de un adolescente o un adulto. Además, las respuestas fisiológicas, como la coagulación, difieren entre niños y adultos.
- **Patologías únicas:** Algunas afecciones vasculares son específicas de la población pediátrica, como ciertas malformaciones congénitas.
- **Aspectos emocionales y psicológicos:** A los niños puede resultarles difícil comprender lo que les ocurre, lo que puede provocarles ansiedad o miedo. Los padres también desempeñan un papel clave en la toma de decisiones y en el proceso de atención.
- **Medicamentos y dosis:** Los medicamentos, sus dosis y efectos secundarios deben ajustarse según el peso y la edad del niño.

Desafíos :
- **Comunicación:** Explicar un procedimiento o tratamiento a un niño requiere un enfoque adaptado a su edad, madurez y comprensión.
- **Atención integral:** El enfoque debe ser holístico, teniendo en cuenta no sólo los aspectos médicos sino también las necesidades emocionales, sociales y educativas del niño.

- **Coordinación con otras especialidades:** Los niños con trastornos vasculares también pueden presentar otras patologías, lo que requiere una estrecha colaboración con otros especialistas pediátricos.
- **Desarrollos tecnológicos:** El equipo y los instrumentos quirúrgicos deben adaptarse al tamaño y la fragilidad de los niños, lo que requiere avances tecnológicos específicos.
- **Formación y habilidades: Es** crucial que los cirujanos vasculares pediátricos reciban una formación específica para comprender y satisfacer las necesidades de esta población.
- **Apoyo emocional:** Proporcionar apoyo a los padres, que a menudo están ansiosos o alterados, es tan esencial como cuidar de su hijo.

La cirugía vascular pediátrica, aunque es una especialidad gratificante, presenta sus propios retos que requieren una especial delicadeza, paciencia y pericia. Cada operación, cada consulta es una oportunidad para transformar una vida en ciernes, para dar a un niño la oportunidad de crecer sano y alcanzar todo su potencial.

Atención a los ancianos

La atención a las personas mayores es compleja y multidimensional, y refleja los cambios fisiológicos, psicológicos y sociales que se producen con la edad. El objetivo no es simplemente tratar enfermedades o síntomas, sino promover una calidad de vida óptima mediante una atención personalizada que respete la dignidad de la persona.

Aspectos fisiológicos :
- **Cambios en el cuerpo:** Con la edad se producen cambios en los músculos, los huesos, la piel y los

sistemas orgánicos, que requieren cuidados específicos y adaptados.

- **Polipatología:** Las personas mayores suelen padecer varias enfermedades al mismo tiempo, lo que requiere un enfoque integral y una atención coordinada.
- **Farmacología:** El metabolismo de los fármacos cambia con la edad, lo que puede influir en la posología y en el riesgo de interacciones farmacológicas.

Aspectos psicológicos :

- **Memoria y cognición:** trastornos como la demencia o la enfermedad de Alzheimer requieren enfoques de atención especiales.
- **Bienestar emocional: La** depresión, la ansiedad y la soledad pueden afectar a las personas mayores, por eso es tan importante la atención psicológica y social.
- **Autoestima:** El envejecimiento puede provocar un descenso de la autoestima, ligado a los cambios físicos, la pérdida de autonomía o la dependencia.

Aspectos sociales :

- **Aislamiento:** Muchos ancianos viven solos, lejos de sus familias o han perdido a parientes cercanos, lo que aumenta el riesgo de aislamiento.
- **Autonomía e independencia:** Fomentar la autonomía y la independencia, por limitadas que sean, es esencial para el bienestar de los ancianos.
- **Entorno: Una** vivienda adaptada, segura y accesible es crucial para prevenir las caídas y fomentar la independencia.

Atención especializada :

- **Rehabilitación:** Tras una enfermedad o intervención quirúrgica, una rehabilitación adecuada es esencial si quiere recuperar la máxima independencia.
- **Cuidados paliativos:** Cuando la curación no es posible, la atención se centra en la calidad de vida, el confort y el apoyo emocional.

- **Asistencia a domicilio:** Para quienes lo deseen y su estado lo permita, la asistencia a domicilio es una valiosa alternativa a la hospitalización o el ingreso en una residencia de ancianos.

La clave de la atención a los ancianos reside en un enfoque holístico que tenga en cuenta todas las necesidades del individuo. Esto implica una estrecha colaboración entre los profesionales sanitarios, los trabajadores sociales, las familias y las comunidades para garantizar una atención integral, respetuosa y digna.

Adaptar los cuidados para poblaciones de riesgo

Navegar por el campo de la medicina como enfermera implica una mayor sensibilidad hacia los matices de las diversas poblaciones con las que interactuamos. Más que nunca, es imperativo comprender cómo adaptar los cuidados a las poblaciones de riesgo, garantizando así la equidad y la justicia en la salud para todos.

Identificación de las poblaciones de riesgo :
- **Definición:** Son grupos que tienen una mayor probabilidad de desarrollar enfermedades o afecciones debido a una combinación de factores biológicos, socioeconómicos, psicológicos y medioambientales.
- **Ejemplos típicos:** personas con bajos ingresos, minorías étnicas, refugiados, discapacitados, personas LGBT+, personas que viven en zonas rurales remotas, etc.

Comprender los retos específicos :
- **Acceso a la atención sanitaria: Las** barreras económicas, culturales o geográficas pueden impedir

127

que estos grupos accedan a la atención que necesitan.

- Estigma: Algunos grupos pueden ser reacios a buscar atención médica debido al estigma o la discriminación.
- **Barreras lingüísticas:** Las poblaciones no nativas pueden tener dificultades para comprender la información médica o para comunicarse con el personal sanitario.
- **Factores socioeconómicos: Las** condiciones de vida, el empleo, la educación y el estatus socioeconómico pueden influir en la salud de una persona y en su capacidad para someterse a un tratamiento.

Estrategias para adaptar los cuidados :

- **Formación cultural:** Sensibilizar al personal médico sobre las diferentes culturas y creencias para evitar malentendidos y ofrecer una atención respetuosa.
- **Comunicación eficaz:** utilización de intérpretes, ayudas visuales y material didáctico adaptado para superar las barreras lingüísticas.
- **Colaboración con las organizaciones comunitarias:** Trabajar conjuntamente con los grupos comunitarios puede ayudar a generar confianza y mejorar el acceso a la atención sanitaria.
- **Enfoque centrado en el paciente:** Esto significa considerar a cada paciente como un individuo único, reconociendo y respetando sus creencias, valores, contexto vital y preferencias.

Evaluación y mejora continuas :

- **Opinión de los pacientes:** Recopile regularmente las opiniones de las poblaciones de riesgo para comprender mejor sus necesidades y ajustar la atención en consecuencia.
- **Seguimiento de las disparidades:** análisis de datos para identificar disparidades en los resultados sanitarios y desarrollar intervenciones específicas.

- **Formación continua:** Formación regular para el personal sanitario sobre las mejores prácticas en cuidados adaptados.

Adaptar la atención a las poblaciones de riesgo no es sólo una cuestión de ética, sino también de eficacia médica. Tratando a cada individuo con respeto, empatía y comprensión, podemos garantizar que cada paciente reciba la mejor atención posible.

Capítulo 16

CIRUGÍA VASCULAR DE URGENCIA

Reconocer una emergencia vascular

En el complejo mundo de la medicina, el sistema vascular -nuestras arterias, venas y capilares- desempeña un papel vital. Al igual que una autopista transporta mercancías vitales a través de un país, nuestros vasos sanguíneos transportan sangre, oxígeno y nutrientes a todos los rincones de nuestro cuerpo. Cuando estas vías sanguíneas experimentan un problema, puede convertirse rápidamente en una emergencia médica. Reconocer estas emergencias vasculares es esencial para garantizar una atención a tiempo y, potencialmente, salvar una vida.

Síntomas clave de las emergencias vasculares :
- **Dolor: Un** dolor repentino e intenso puede indicar la oclusión o traumatismo de un vaso sanguíneo.
- **Palidez o cianosis:** Un miembro que se vuelve pálido, azulado o frío puede indicar una falta de circulación sanguínea.
- **Debilidad o parálisis:** Si se bloquea una arteria importante del cerebro, pueden aparecer síntomas de ictus.
- **Hinchazón: La** hinchazón repentina de una extremidad puede ser un signo de trombosis venosa profunda.
- **Ausencia de pulso:** No sentir el pulso en una zona donde normalmente sería perceptible es un signo de emergencia.
- **Signos de hemorragia:** Hemorragia externa o signos de hemorragia interna como dolor abdominal, distensión o desmayo.

Tipos comunes de emergencias vasculares :
- **Aneurisma aórtico disecante:** Desgarro en la pared de la arteria más grande del cuerpo, que puede causar un dolor intenso y requiere una intervención inmediata.

- **Trombosis venosa profunda:** Formación de un coágulo sanguíneo en una vena profunda, a menudo en la pierna.
- **Embolia pulmonar:** Cuando un coágulo de sangre se desplaza a los pulmones, bloqueando la circulación.
- **Isquemia aguda de las extremidades:** Reducción repentina del flujo sanguíneo a una extremidad, que puede amenazar la viabilidad de la misma.

La intervención rápida es la clave:
Cuando se sospecha una emergencia vascular, el tiempo es esencial. Una intervención rápida puede evitar daños permanentes en tejidos y órganos e incluso salvar la vida del paciente. Para los profesionales sanitarios, esto significa saber cuándo remitir rápidamente a un paciente a especialistas en cirugía vascular o a un servicio de urgencias.

La capacidad de reconocer rápidamente una urgencia vascular se basa en una combinación de conocimientos teóricos, observación clínica e intuición médica. Cada segundo cuenta y la atención a los detalles puede marcar la diferencia en el resultado de un paciente.

Protocolos e intervención rápida

En el mundo de la medicina, donde cada segundo puede contar, saber reaccionar con rapidez y eficacia ante una situación de emergencia es crucial. En cirugía vascular, esta emergencia adopta a menudo la forma de un sufrimiento circulatorio agudo, ya sea debido a una oclusión, una hemorragia o alguna otra anomalía. Por lo tanto, es esencial que los profesionales sanitarios, en particular el personal de enfermería, comprendan los protocolos y procedimientos que deben aplicarse.

Identificar la emergencia :

El primer paso para una intervención exitosa es reconocer rápidamente la naturaleza de la emergencia. Esto implica una evaluación precisa del paciente, teniendo en cuenta las constantes vitales, el aspecto de los tejidos, la presencia o ausencia de pulso en las zonas afectadas y cualquier síntoma relevante.

Movilización del equipo :

Tan pronto como se identifique una emergencia, debe movilizarse al equipo médico. Éste puede incluir al cirujano vascular, el anestesista, el personal de enfermería y cualquier otro personal necesario. Una comunicación clara y eficaz es clave en esta fase para garantizar que todos estén en la misma longitud de onda.

Establecimiento del protocolo de emergencia :

Cada institución médica tendrá protocolos específicos para tratar las emergencias vasculares. Por lo general, estos protocolos se han desarrollado de acuerdo con las mejores prácticas médicas actuales y están diseñados para ofrecer al paciente las mejores posibilidades de recuperación.

Entre los procedimientos habituales de cirugía vascular rápida se incluyen:

- **Restablecimiento de la perfusión:** Para las oclusiones arteriales agudas, esto podría significar el uso de fármacos trombolíticos, o intervenciones mecánicas para eliminar un coágulo.
- **Control de la hemorragia: En caso** de hemorragia activa, pueden ser necesarias técnicas como el uso de apósitos hemostáticos, la sutura o incluso el uso de fórceps.
- **Estabilización y apoyo: Una vez** controlada la emergencia inmediata, el paciente puede necesitar apoyo en forma de transfusiones de sangre, medicación para mantener la tensión arterial u otras intervenciones.

Formación y preparación :
La clave del éxito en la gestión de las emergencias vasculares es la preparación. Las enfermeras y otros profesionales sanitarios deben formarse regularmente en las técnicas y protocolos más recientes. Los simulacros de emergencias también pueden ser muy valiosos, ya que permiten a los equipos practicar la respuesta a situaciones de estrés en un entorno controlado.

Los protocolos y las intervenciones rápidas en cirugía vascular están diseñados para salvar vidas. Ya se trate de restablecer la circulación de un miembro o de detener una hemorragia masiva, la rapidez, la eficacia y la destreza son esenciales para garantizar el mejor resultado para el paciente.

Gestión de la recuperación tras la emergencia

Tras una cirugía vascular de urgencia, el periodo de recuperación es igual de crucial. Requiere una vigilancia cuidadosa, una gestión meticulosa y una comunicación clara con el paciente y su familia. La fase posterior a la emergencia es un momento en el que las enfermeras desempeñan un papel clave, proporcionando no sólo cuidados fisiológicos sino también apoyo psicológico.

Seguimiento clínico constante :
Inmediatamente después de la operación, es probable que el paciente se encuentre en un estado vulnerable. La evaluación periódica de las constantes vitales, el control de la oxigenación de la sangre y la detección precoz de posibles complicaciones como hemorragias o infecciones son esenciales.

Tratamiento del dolor :

El dolor postoperatorio puede ser una preocupación importante. El personal de enfermería debe evaluar regularmente el nivel de dolor del paciente, administrar los analgésicos prescritos y estar atento a los efectos secundarios de estos fármacos.

Cuidado de heridas :

Los cuidados postoperatorios implican una limpieza regular, la evaluación de la herida en busca de signos de infección y, posiblemente, el cambio de apósitos. Es crucial informar al paciente de la importancia de estos cuidados para minimizar el riesgo de infección.

Rehabilitación y fisioterapia :

Dependiendo de la naturaleza de la operación, el paciente puede necesitar rehabilitación para recuperar una movilidad óptima o para fortalecer las zonas afectadas. La colaboración con fisioterapeutas puede resultar inestimable a este respecto.

Apoyo psicológico :

Una urgencia quirúrgica puede ser un acontecimiento traumático para el paciente. La escucha, la paciencia y la capacidad de tranquilizar son esenciales para ayudar al paciente a atravesar esta experiencia. En algunos casos, la derivación a un profesional de la salud mental puede ser beneficiosa.

Educación y seguimiento :

Antes del alta, la enfermera debe asegurarse de que el paciente y su familia comprenden perfectamente las instrucciones postoperatorias. Esto puede incluir la medicación que debe tomarse, las actividades que deben evitarse, los signos de complicaciones que deben vigilarse y la planificación de las visitas de seguimiento.

Comunicación con el equipo médico :

El enlace con cirujanos, anestesistas y otros miembros del equipo médico es esencial. Cualquier cambio en el estado del paciente o cualquier preocupación debe comunicarse con prontitud.

La fase de recuperación tras una emergencia es un periodo en el que el papel de la enfermera trasciende el simple aspecto clínico. Es una mezcla de experiencia médica, compasión, educación y colaboración. Si gestiona este periodo con eficacia, la enfermera no sólo puede ayudar al paciente a curarse físicamente, sino también a recuperar la confianza en sí mismo y en su futuro.

Capítulo 17

CUIDADOS PALIATIVOS EN CIRUGÍA VASCULAR

Cuando la cirugía ya no es una opción

A veces, a pesar de los avances tecnológicos y de las habilidades del cirujano, la cirugía no es una opción para un paciente. En esos momentos, se requieren delicados cuidados médicos y emocionales, y las enfermeras desempeñan un papel fundamental en el acompañamiento de los pacientes y sus familias durante este difícil periodo.

Comprender la situación:
Puede haber varias razones por las que la cirugía ya no sea una opción: los riesgos son demasiado elevados, el estado de salud del paciente es frágil, la enfermedad está progresando o el propio paciente se niega. En todos los casos, es esencial comprender las razones médicas y emocionales que subyacen a la decisión.

Tratamientos alternativos:
Incluso sin cirugía, pueden considerarse otros tratamientos: medicación, terapias no invasivas, cuidados paliativos. Estas alternativas pueden ayudar a controlar los síntomas, mejorar la calidad de vida o ralentizar la progresión de la enfermedad.

Apoyo emocional:
La noticia de que la cirugía ya no es una opción puede suponer un shock para los pacientes y sus familias. Las enfermeras tienen el deber de proporcionar apoyo psicológico, escuchar sus preocupaciones y temores y ayudarles a afrontar las complejas emociones que puedan surgir.

Toma de decisiones:
El paciente, en consulta con su familia y el equipo médico, deberá tomar decisiones sobre los próximos pasos. Esto podría incluir continuar con otros tratamientos, aceptar cuidados paliativos o incluso prepararse para el final de la vida.

Cuidados paliativos:
Cuando la curación ya no es una opción, la atención se

centra en la comodidad y la calidad de vida del paciente. Los cuidados paliativos pretenden controlar el dolor y los síntomas y ofrecer apoyo emocional y espiritual.

Comunicación con la familia:

La familia desempeña un papel fundamental en el apoyo al paciente. La enfermera debe facilitar la comunicación entre el paciente, la familia y el equipo médico, asegurándose de que todas las partes estén informadas y participen en el proceso de toma de decisiones.

Preparación para el final de la vida:

Si el paciente tiene una enfermedad terminal, la enfermera puede ayudar a preparar al paciente y a su familia para esta eventualidad. Esto incluye conversaciones sobre los deseos del paciente, la organización de los cuidados al final de la vida y el apoyo emocional durante este periodo.

El periodo en el que la cirugía ya no es una opción es sin duda uno de los más difíciles en el cuidado de un paciente. Requiere una gestión multidimensional, en la que la atención clínica, el apoyo emocional y la comunicación desempeñan papeles igualmente vitales. En este calvario, la enfermera es a menudo el pilar central, proporcionando consuelo, orientación y experiencia en cada etapa.

Apoyo psicológico y alivio de los síntomas

A pesar de su naturaleza altamente técnica y especializada, la cirugía vascular no es sólo cuestión de bisturíes y suturas. En el corazón de esta disciplina se encuentra el paciente y sus sentimientos. Por ello, tanto el apoyo emocional como el clínico son esenciales para garantizar una recuperación óptima.

El ser humano detrás del paciente:

Antes de ser un paciente, un paciente es un individuo con

miedos, preocupaciones y esperanzas. La anticipación de la cirugía, o la recuperación postoperatoria, pueden ser una fuente de estrés y ansiedad. La enfermera es a menudo el primer punto de contacto, la que toma la mano y tranquiliza.

Escuchar para cuidar mejor :

La escucha activa es una de las habilidades más valiosas de las enfermeras. Al escuchar las preocupaciones del paciente, sus síntomas e incluso lo que no se ha dicho, las enfermeras pueden ofrecer respuestas adecuadas, ya sean médicas, informativas o simplemente reconfortantes.

Estrategias para el tratamiento del dolor :

El dolor es uno de los síntomas más frecuentes. Puede controlarse mediante una evaluación periódica, la medicación adecuada y técnicas no medicinales como la relajación, la distracción y la meditación.

El poder de las palabras:

A veces hablar, poner palabras a las propias dolencias, nos ayuda a comprenderlas mejor. Un paciente informado que comprende su enfermedad y el proceso quirúrgico suele estar más sereno. Las enfermeras desempeñan el papel de educadoras, de traductoras entre la jerga médica y el lenguaje cotidiano.

Colaboración con profesionales de la salud mental:

Algunos pacientes pueden requerir una atención psicológica más profunda, más allá de las competencias de la enfermera. En estos casos, es esencial una estrecha colaboración con psicólogos o psiquiatras.

Atención holística:

Más allá del cuerpo, se tiene en cuenta todo el ser. Espiritualidad, creencias, cultura: todas estas dimensiones pueden influir en la percepción de la enfermedad y los cuidados. Como parte de su enfoque holístico, las enfermeras tienen en cuenta estos diversos aspectos para proporcionar unos cuidados adaptados y personalizados.

La cirugía vascular, como muchas otras disciplinas médicas, no se limita a una operación física. El apoyo psicológico y el alivio de los síntomas son elementos clave en la gestión del paciente, permitiéndole vivir esta prueba en las mejores condiciones posibles. En este delicado ballet entre el cuerpo y la mente, la enfermera es la intermediaria, la guía, la que asegura la transición fluida entre el mundo médico y la experiencia del paciente.

Colaboración
con los equipos de cuidados paliativos

A pesar de su decidido enfoque hacia la intervención y la reparación, la cirugía vascular, como todas las especialidades, se topa con los límites de la medicina. Cuando la cirugía deja de ser una opción, o cuando la enfermedad del paciente evoluciona desfavorablemente, el enfoque cambia. Se vuelve menos intervencionista y se centra más en la comodidad y la calidad de vida del paciente. Es en este contexto en el que la colaboración con los equipos de cuidados paliativos se vuelve esencial.

La importancia de la comunicación:
La interfaz entre el equipo de cirugía vascular y los cuidados paliativos requiere una comunicación fluida. Cada profesional aporta su experiencia y es esencial que todos estén de acuerdo en lo que respecta al plan de cuidados y los objetivos terapéuticos.

De la intervención al apoyo :
El papel de la enfermera de cirugía vascular está cambiando. Mientras que en el pasado se hacía hincapié en la preparación para la cirugía y la recuperación postoperatoria, ahora se está desplazando hacia el alivio de los síntomas, el tratamiento del dolor y, sobre todo, el apoyo emocional y psicológico al paciente y su familia.

Humanizar el final de la vida

Los equipos de cuidados paliativos son expertos en el arte de humanizar el final de la vida. Aportan un enfoque centrado en el paciente, integrando sus deseos, temores y creencias. Esta visión es crucial para proporcionar un final de vida digno y sereno, incluso en un entorno hospitalario.

Formación continua e intercambio de conocimientos:

La colaboración no sólo es beneficiosa para el paciente. También ofrece a los profesionales la oportunidad de intercambiar ideas, aprender unos de otros y mejorar sus habilidades. Las enfermeras de cirugía vascular pueden aprender técnicas de cuidados paliativos y, a la inversa, el equipo de cuidados paliativos puede comprender mejor los problemas y las particularidades de la cirugía vascular.

Respeto de la elección y la autonomía :

El paciente, en el centro de este enfoque, conserva su autonomía y su derecho a tomar decisiones con conocimiento de causa. Tanto si rechaza una operación, como si opta por un enfoque menos agresivo o elige dónde pasar sus últimos momentos, cada decisión se respeta y se honra.

La colaboración entre las enfermeras de cirugía vascular y los equipos de cuidados paliativos es una ilustración perfecta de la naturaleza complementaria de la medicina. Cada especialidad, con sus conocimientos técnicos, su experiencia y su humanidad, trabaja conjuntamente para ofrecer a los pacientes una vía de atención armoniosa, respetuosa y cuidadosa. En esta delicada danza entre la vida y el final de la vida, la enfermera es el eslabón esencial, la persona que garantiza que cada etapa se lleve a cabo con dignidad y compasión.

Capítulo 18

INFECCIONES RELACIONADAS CON LA ASISTENCIA SANITARIA

Prevención de infecciones

La cirugía vascular, con sus procedimientos delicados y a menudo invasivos, es especialmente sensible al problema de las infecciones. Las infecciones pueden tener graves consecuencias para el paciente, prolongar la convalecencia y a veces incluso comprometer el éxito de la operación. Las enfermeras de cirugía vascular son la primera línea de defensa contra la amenaza de infección, gracias a sus prácticas rigurosas y a su vigilancia constante.

Comprender el riesgo :
Uno de los primeros pasos en la prevención de infecciones es comprender plenamente los riesgos asociados. Los pacientes de cirugía vascular pueden tener afecciones subyacentes, como la diabetes, que los hacen más vulnerables. Además, el uso de implantes o prótesis vasculares también puede aumentar el riesgo de infección.

Higiene de las manos: el gesto esencial :
La sencillez de este gesto no debe ocultar su importancia crucial. Lavarse las manos a fondo y con regularidad, antes y después de cada contacto con el paciente, es una de las medidas más eficaces para prevenir la transmisión de agentes infecciosos.

Uso adecuado del equipo de protección individual (EPI):
Los guantes, las batas, las mascarillas y las gafas sólo son eficaces si se utilizan correctamente. Por lo tanto, es vital que las enfermeras conozcan los protocolos para su uso y se aseguren de que se cumplen escrupulosamente.

Vigilancia de los puntos de entrada:
Las zonas de incisión, los catéteres o cualquier otro punto de entrada en el cuerpo pueden ser puntos de entrada de bacterias. Las enfermeras deben vigilar regularmente estas zonas, buscando signos de infección como enrojecimiento, calor, dolor o secreción.

Formación y educación del paciente :
El paciente es un actor clave en la prevención de infecciones. Por ello, el personal de enfermería debe asegurarse de que los pacientes y sus familiares conozcan los signos de infección, las medidas de higiene que deben seguirse y la importancia de informar rápidamente de cualquier síntoma sospechoso.

Protocolos de desinfección :
El equipo, el instrumental y las superficies del entorno hospitalario deben desinfectarse periódicamente siguiendo protocolos estrictos para minimizar el riesgo de contaminación.

La prevención de las infecciones en cirugía vascular es una batalla constante que requiere rigor, formación y vigilancia. Las enfermeras, en virtud de su papel central en la atención al paciente y su proximidad al mismo, son actores clave en este enfoque preventivo. Con sus intervenciones y su vigilancia, contribuyen activamente a garantizar la seguridad del paciente y el éxito de los procedimientos quirúrgicos.

Gestión y procesamiento infecciones postoperatorias

En cirugía vascular, una infección postoperatoria es algo más que un inconveniente. Representa una amenaza potencial para el éxito de la operación, para el bienestar del paciente y, en ocasiones, puede tener consecuencias fatales. Por lo tanto, es esencial una gestión rápida, un diagnóstico preciso y un tratamiento adecuado.

Reconocimiento precoz de los signos :
La infección postoperatoria suele manifestarse a través de los síntomas clásicos: enrojecimiento, calor, dolor e hinchazón en la zona quirúrgica, pero también fiebre,

escalofríos o una secreción purulenta. El personal de enfermería debe estar formado para reconocer rápidamente estos signos y actuar sin demora.

Toma de muestras y diagnóstico:
A la menor sospecha de infección, se toman muestras para identificar el agente patógeno responsable. Esto permite orientar el tratamiento antibiótico. También pueden utilizarse imágenes médicas para evaluar la extensión de la infección.

Intervención médica rápida:
El tratamiento médico debe ser inmediato. A menudo comienza con la administración de antibióticos de amplio espectro, a la espera de los resultados de los frotis. Si hay una acumulación de pus, puede ser necesaria una intervención quirúrgica para drenar el absceso.

Cuidados específicos de enfermería :
Además de administrar los tratamientos prescritos, las enfermeras desempeñan un papel crucial en el seguimiento de la evolución de la infección. Deben garantizar una asepsia rigurosa de las heridas, mantener la zona quirúrgica limpia y desinfectada y vigilar regularmente los parámetros vitales del paciente.

Educación y asesoramiento del paciente:
Los pacientes y sus familiares deben ser informados de la importancia de vigilar la zona quirúrgica en busca de signos de infección. También deben recibir formación para llevar a cabo cuidados locales, si es necesario, y concienciarse de la importancia de seguir escrupulosamente el tratamiento antibiótico prescrito.

Prevención de las recidivas:
Una vez tratada una infección postoperatoria, es esencial un seguimiento regular para prevenir las recidivas. Esto implica revisiones, análisis de sangre y, si es necesario, ajustes en el tratamiento.

La gestión de las infecciones postoperatorias en cirugía vascular es un reto importante para la seguridad del paciente. Gracias a su experiencia, vigilancia y proximidad a los pacientes, las enfermeras están en primera línea de esta batalla. Su papel a la hora de reconocer, tratar y prevenir las infecciones es, por tanto, absolutamente fundamental.

Los retos de la resistencia antibióticos

El descubrimiento de los antibióticos en el siglo XX revolucionó la medicina moderna, ofreciendo un poderoso remedio para una serie de infecciones que antes eran a menudo mortales. Sin embargo, con el tiempo se desarrolló una amenaza imprevista: la resistencia a los antibióticos. Este fenómeno creció rápidamente y se convirtió en un problema importante para todos los ámbitos de la medicina, incluida la cirugía vascular.

1. Entender la resistencia a los antibióticos :
La resistencia a los antibióticos se produce cuando las bacterias desarrollan la capacidad de superar los efectos de los fármacos diseñados para matarlas o inhibirlas. Esto puede ser el resultado de una mutación natural o de una adaptación a la exposición repetida a los antibióticos. Estas bacterias resistentes se multiplican y se propagan, haciendo que las infecciones sean más difíciles de tratar.

2. Implicaciones para la cirugía vascular :
La cirugía vascular, que trata los trastornos de los vasos sanguíneos, no es inmune a las infecciones. Tanto si se trata de infecciones postoperatorias como de infecciones relacionadas con dispositivos médicos como los catéteres, la resistencia a los antibióticos complica el tratamiento, prolonga el tiempo de recuperación, aumenta el coste de la asistencia y eleva el riesgo de morbilidad y mortalidad.

3. Práctica actual y riesgos :
Los antibióticos profilácticos se utilizan habitualmente en

cirugía vascular para prevenir las infecciones. Sin embargo, su uso inadecuado o excesivo puede contribuir a la aparición de resistencias. Además, la prescripción de antibióticos en el postoperatorio, sin una justificación clara, puede agravar el problema.

4. La necesidad de la administración :

La administración de antibióticos es esencial para combatir la resistencia. Su objetivo es garantizar que los antibióticos se utilicen con criterio, sólo cuando sean necesarios y con el agente, la dosis, la vía y la duración adecuados.

5. Colaboración interdisciplinar :

La lucha contra la resistencia a los antibióticos requiere un enfoque de colaboración en el que participen cirujanos, infectólogos, farmacólogos y enfermeras. Juntos, pueden desarrollar y aplicar protocolos para garantizar el uso adecuado de los antibióticos.

6. Educar y concienciar:

Es vital educar al personal médico, a los pacientes y al público en general sobre los peligros de la resistencia a los antibióticos y la importancia de utilizar estos medicamentos de forma responsable.

La resistencia a los antibióticos es uno de los retos más acuciantes a los que se enfrenta la medicina moderna. En cirugía vascular, donde el riesgo de infección es omnipresente, la necesidad de abordar este problema es aún más acuciante. Es imperativo combinar la investigación, la educación y la colaboración para salvaguardar la eficacia de estos medicamentos vitales para las generaciones futuras.

Capítulo 19

RÁPIDA RECUPERACIÓN DESPUÉS DE LA CIRUGÍA (RRAC)

Principios de la CARR en cirugía vascular

La Recuperación rápida y mejorada tras la cirugía (RRAS) es un enfoque multidisciplinar para mejorar la recuperación de los pacientes tras una intervención quirúrgica. Se basa en una serie de protocolos predefinidos que pretenden minimizar el estrés quirúrgico y promover un rápido retorno a la función normal. Aunque la CARR se desarrolló inicialmente para la cirugía colorrectal, sus principios se han adaptado a otros campos quirúrgicos, incluida la cirugía vascular. He aquí los principales aspectos de la CRR aplicada a la cirugía vascular:

1. Evaluación y preparación preoperatorias:
   - **Evaluación nutricional:** identificar y tratar la desnutrición para mejorar los resultados postoperatorios.
   - **Optimización médica:** Gestión de comorbilidades como la diabetes, la hipertensión y las cardiopatías.
   - **Educación del paciente:** Informe al paciente sobre el proceso quirúrgico, las expectativas de recuperación y la importancia de una movilización precoz.
   - **Prehabilitación:** refuerzo físico, nutricional y psicológico del paciente antes de la operación.
2. Anestesia y analgesia:
   - **Anestesia locorregional:** Se favorece siempre que sea posible para reducir los efectos secundarios de la anestesia general.
   - **Tratamiento multimodal del dolor:** uso combinado de analgésicos para optimizar el alivio del dolor reduciendo los opiáceos.
3. Técnicas quirúrgicas para minimizar los traumatismos:
   - **Acceso quirúrgico mínimo:** Favorezca las técnicas endovasculares o las pequeñas incisiones cuando proceda.
   - **Prevención de la pérdida de sangre:** uso de técnicas y herramientas para reducir las hemorragias.

4. Postoperatorio:
- **Movilización precoz:** Anime al paciente a levantarse y moverse lo antes posible tras la operación.
- **Alimentación precoz:** Reintroducción rápida de una dieta normal.
- **Limitación de drenajes y catéteres:** retirada rápida para favorecer la movilidad y reducir el riesgo de infección.
- **Gestión de las náuseas y los vómitos:** Uso de fármacos antieméticos para prevenir y tratar los síntomas.

5. Seguimiento postoperatorio :
- **Criterios de alta:** Definir criterios claros para el alta hospitalaria.
- **Seguimiento en casa:** Seguimiento para identificar y gestionar rápidamente cualquier complicación.

6. Revisión continua :
- **Auditoría y retroalimentación:** Evaluación periódica de los protocolos RRAC para garantizar su eficacia e introducir mejoras.

La CRR en cirugía vascular ofrece la oportunidad de mejorar la calidad de la atención y los resultados para los pacientes. Mediante un enfoque multidisciplinar, pretende minimizar el trauma quirúrgico, promover una recuperación rápida y reducir la duración de la estancia hospitalaria.

El papel clave de la enfermera en la vía RRAC

La rehabilitación rápida mejorada (RRAC) es un enfoque innovador de la atención quirúrgica. Requiere un equipo multidisciplinar muy unido, en el que la enfermera desempeña un papel fundamental. Desde el seguimiento preoperatorio hasta el postoperatorio, las enfermeras están en el centro de la aplicación y el éxito de la RRAC.

1. Educación y preparación del paciente :

La enfermera suele ser el primer punto de contacto para el paciente. Es la responsable de informar al paciente sobre la intervención y sobre lo que puede esperar antes, durante y después de la cirugía. Esta educación preoperatoria es esencial para reducir la ansiedad del paciente y darle las herramientas que necesita para participar activamente en su recuperación.

2. Evaluación preoperatoria :

La enfermera desempeña un papel clave en la evaluación de riesgos y la preparación preoperatoria. Esto incluye comprobar los historiales médicos, coordinarse con otros especialistas si es necesario y asegurarse de que se siguen todos los protocolos preoperatorios.

3. Coordinación intraoperatoria :

Aunque el acto quirúrgico está principalmente en manos del cirujano, la enfermera de quirófano garantiza la seguridad del paciente, prepara y comprueba el equipo necesario y colabora estrechamente con el anestesista y el cirujano.

4. Apoyo postoperatorio :

Tras la cirugía, la enfermera es esencial para vigilar al paciente, administrarle analgésicos, garantizar una movilización precoz y fomentar la alimentación. También son responsables de reconocer y gestionar las posibles complicaciones, y de coordinarse con otros miembros del equipo para garantizar una atención integral.

5. Educación postoperatoria :

Antes de volver a casa, la enfermera reitera los consejos postoperatorios, proporciona información sobre los signos y síntomas a los que hay que estar atento y tranquiliza al paciente sobre el proceso de recuperación. También ofrece recursos de seguimiento y responde a cualquier pregunta que puedan tener el paciente y su familia.

6. Seguimiento :

La enfermera suele ser la primera persona con la que se ponen en contacto los pacientes si tienen alguna preocupación tras volver a casa. Evalúan el bienestar del paciente, responden a sus preguntas y, si es necesario, le remiten al profesional sanitario adecuado.

7. Mejora continua:
Como miembro activo del equipo quirúrgico, la enfermera también participa en la revisión de los protocolos de RRAC, aportando valiosos comentarios para la mejora continua de los cuidados.

En la vía RRAC, la enfermera es mucho más que una simple operadora. Son un pilar central de los cuidados del paciente, garantizando que cada etapa del proceso se optimice para una recuperación rápida y eficaz. Su experiencia, compasión y compromiso con el paciente son esenciales para el éxito de la RRAC.

Ventajas y retos de este enfoque

La Rehabilitación Quirúrgica Rápida Mejorada (RRAC) es un enfoque multidisciplinar que pretende optimizar la recuperación de un paciente tras una intervención quirúrgica, minimizando las complicaciones y reduciendo la duración de la estancia hospitalaria. Aunque la aplicación de la RRAC conlleva muchas ventajas, también plantea algunos retos. Echemos un vistazo a los beneficios y obstáculos de este enfoque.

Beneficios :
1. Recuperación acelerada: Los protocolos RRAC promueven una recuperación más rápida, lo que permite a los pacientes recuperar su independencia y su calidad de vida más rápidamente.
2. Reducción de las complicaciones: Gracias a una mejor preparación preoperatoria y a una gestión optimizada durante y después de la cirugía, la CRR ayuda a reducir el riesgo de complicaciones postoperatorias.

3. Estancias hospitalarias más cortas: Una recuperación rápida significa también una estancia hospitalaria más corta, lo que reduce costes y libera camas para otros pacientes.

4. Satisfacción del paciente: Un mejor tratamiento del dolor, una movilización precoz y una información clara mejoran la experiencia y la satisfacción de los pacientes.

5. Ahorro económico: La reducción de la duración de la estancia y de las complicaciones puede suponer un ahorro significativo para los centros sanitarios.

Desafíos :

1. Resistencia al cambio : La introducción de un programa de CCRR puede toparse con la resistencia de los equipos sanitarios acostumbrados a protocolos establecidos desde hace tiempo.

2. Formación y educación: El éxito de la CARR requiere que los profesionales sanitarios reciban una formación adecuada en este enfoque y que reciban una formación continua para mantenerse al día de los avances en los protocolos.

3. Coordinación multidisciplinar: la CRR requiere una estrecha colaboración entre los distintos profesionales sanitarios (cirujanos, anestesistas, enfermeros, fisioterapeutas, etc.). Esta coordinación puede ser difícil de establecer y mantener.

4. Gestionar las expectativas: Informar adecuadamente a los pacientes sobre la CRR es crucial para gestionar sus expectativas. Algunos pueden esperar una recuperación inmediata y sentirse decepcionados si no es así.

5. Adaptabilidad: No todos los pacientes son aptos para la CARR. Por lo tanto, es esencial evaluar cada caso individualmente y adaptar el protocolo en consecuencia.

La CRR ofrece un enfoque prometedor para mejorar los resultados quirúrgicos y la satisfacción de los pacientes. Sin embargo, su aplicación requiere una planificación cuidadosa, una formación adecuada y la colaboración interprofesional para superar los retos inherentes a este cambio de paradigma en la atención quirúrgica.

Capítulo 20

EL FUTURO DE LA CIRUGÍA VASCULAR: INNOVACIONES Y RETOS

Nuevas técnicas y materiales

La cirugía vascular, como otros campos de la medicina, avanza constantemente gracias a la investigación y la innovación. Están surgiendo nuevas técnicas y materiales que hacen que las operaciones sean más seguras, reducen los tiempos de recuperación de los pacientes y mejoran los resultados a largo plazo. Echemos un vistazo a algunos de los principales avances en este campo.

1. Técnicas endovasculares :
Estas técnicas mínimamente invasivas utilizan catéteres y otros dispositivos que se introducen a través de una pequeña incisión para tratar problemas vasculares sin necesidad de cirugía abierta. Ofrecen tiempos de recuperación más cortos y menos complicaciones postoperatorias.

2. Stents liberadores de fármacos :
Los stents, que son dispositivos tubulares que se colocan para mantener abierto un vaso sanguíneo, están ahora impregnados de fármacos que ayudan a prevenir la reestenosis, o estrechamiento del vaso tras la cirugía.

3. Materiales biodegradables :
Estos materiales ofrecen la ventaja de sostener temporalmente un vaso mientras son absorbidos gradualmente por el organismo. Reducen el riesgo de complicaciones a largo plazo asociadas a los dispositivos permanentes.

4. Imágenes 3D en tiempo real :
Esta tecnología permite a los cirujanos visualizar con precisión la anatomía vascular del paciente durante la intervención, lo que mejora la precisión y la seguridad del procedimiento.

5. Robótica quirúrgica :
Robots cada vez más sofisticados ayudan a los cirujanos, permitiéndoles realizar operaciones con mayor precisión e incisiones aún más pequeñas.

6. Biomímesis :
Los materiales innovadores están diseñados para imitar la estructura y función del tejido humano, lo que permite una mejor integración y reduce el riesgo de rechazo o complicaciones.

7. Técnicas de seguimiento postoperatorio :
Los nuevos dispositivos permiten un seguimiento continuo del flujo sanguíneo y la salud vascular tras la operación, garantizando una intervención rápida en caso de cualquier anomalía.

8. Terapias génicas y celulares :
Se sigue investigando en terapias génicas y celulares para promover la reparación y regeneración vascular, lo que ofrece una nueva forma de tratar los trastornos vasculares sin cirugía.

La combinación de tecnología, innovación e investigación médica sigue impulsando la cirugía vascular hacia nuevos horizontes. Estos avances, que se centran en el bienestar y la seguridad del paciente, refuerzan la importancia de la formación continua de los profesionales sanitarios para garantizar que adoptan y dominan estas nuevas técnicas y materiales.

Cirugía vascular en la era digital

La llegada de la era digital ha transformado muchas disciplinas, y la cirugía vascular no es una excepción. A medida que las tecnologías digitales siguen avanzando a una velocidad vertiginosa, su integración en el ámbito médico promete una atención más eficaz, precisa y personalizada para los pacientes. Adentrémonos en este fascinante mundo en el que confluyen la tecnología y la medicina.

1. Imágenes y diagnósticos avanzados :

Gracias a la tecnología digital, las imágenes médicas como la angiografía y la tomografía computerizada han alcanzado niveles de precisión sin precedentes. Las imágenes de alta resolución proporcionan a los cirujanos vasculares vistas detalladas de los vasos sanguíneos, lo que permite un diagnóstico más preciso y una cirugía dirigida.

2. Simulación y formación :

Los simuladores digitales ofrecen a los cirujanos en formación la oportunidad de realizar operaciones complejas en un entorno virtual. Esto mejora sus habilidades, reduce los errores y mejora la seguridad de los pacientes.

3. Robótica y asistencia quirúrgica :

Los robots asistidos por ordenador se utilizan ahora ampliamente en cirugía vascular. Permiten movimientos más precisos y estables que la mano humana, al tiempo que ofrecen una mejor visualización de la zona operatoria.

4. Historia clínica electrónica :

Estos sistemas centralizan la información médica de los pacientes, facilitando a los especialistas el intercambio de información, mejorando la coordinación de los cuidados y reduciendo los errores médicos.

5. Telemedicina :

La consulta a distancia se ha convertido en una realidad. Permite a los pacientes acceder a especialistas, aunque vivan en zonas remotas. En el campo vascular, esto puede significar un seguimiento postoperatorio a distancia o consultas para obtener segundas opiniones.

6. Aplicaciones y wearables :

Los dispositivos vestibles y las aplicaciones móviles pueden utilizarse ahora para monitorizar continuamente ciertos datos vitales, proporcionando una visión en tiempo real de la salud vascular del paciente y alertándole de cualquier anomalía.

7. Inteligencia artificial y análisis de datos :

La IA puede ayudar a analizar rápidamente grandes cantidades de datos, identificar tendencias o anomalías e incluso sugerir tratamientos. Podría revolucionar el tratamiento precoz de las enfermedades vasculares.

8. Impresoras 3D :

Aunque aún se encuentra en fase experimental, la impresión en 3D tiene el potencial de crear injertos vasculares a medida para los pacientes, basándose en su anatomía única.

La era digital, con sus innovaciones tecnológicas, está ampliando los límites de lo posible en cirugía vascular. Aunque esto plantea retos, sobre todo en lo que respecta a la seguridad de los datos y la ética, también abre horizontes apasionantes para mejorar la atención al paciente. Como profesionales sanitarios, es crucial que nos adaptemos a estos avances, nos formemos continuamente y adoptemos estas herramientas para ofrecer lo mejor a nuestros pacientes.

Cuestiones éticas innovaciones médicas

Todo gran avance tecnológico plantea una serie de dilemas éticos. A pesar de sus innegables beneficios en términos de salud y calidad de vida, las innovaciones médicas no están exentas de estas cuestiones. Médicos, investigadores, legisladores e incluso pacientes se encuentran ante nuevos retos que exigen una cuidadosa reflexión.

1. Equidad y accesibilidad :

Una de las principales preocupaciones es la accesibilidad de las nuevas tecnologías. ¿Quién puede beneficiarse de estas innovaciones? ¿Cómo podemos garantizar que los avances médicos beneficien a todos y no agraven las desigualdades socioeconómicas?

2. Privacidad y protección de datos :

Con el auge de la telemedicina, los historiales médicos electrónicos y los dispositivos conectados, se intensifica la recopilación de datos sensibles. Cómo puede garantizarse la seguridad y confidencialidad de esta información?

3. Consentimiento informado :

¿Comprenden realmente los pacientes las implicaciones y los riesgos de las nuevas tecnologías y tratamientos? ¿Cómo podemos garantizar que su consentimiento sea realmente informado, especialmente cuando la innovación es **compleja?**

4. Experimentación y pruebas :

Antes de que una innovación sea ampliamente adoptada, debe ser probada. ¿Cuáles son los criterios éticos para realizar ensayos clínicos, especialmente cuando la tecnología es radicalmente nueva?

5. Modulación y mejora del cuerpo humano :

Con innovaciones como la genómica y los implantes neuronales, ¿dónde trazamos la línea entre el tratamiento y la "mejora" del cuerpo humano? ¿Es ético ir más allá de la simple curación?

6. Intervenciones genéticas :

La posibilidad de modificar el genoma humano, en particular con herramientas como CRISPR, abre la puerta a inmensas oportunidades, pero también a profundos dilemas éticos, sobre todo en lo que respecta a las modificaciones transgeneracionales.

7. Inteligencia artificial en medicina :

La IA tiene un enorme potencial para el diagnóstico y el tratamiento, pero ¿quién es responsable si sale mal? ¿Cómo podemos garantizar que la IA tome decisiones de forma justa y sin prejuicios?

8. Fin de la vida e innovaciones :

Las tecnologías médicas pueden a veces prolongar la vida, pero ¿a qué precio para la calidad de vida? ¿Cuándo es ético utilizar o rechazar una tecnología para prolongar la vida?

La innovación médica es un formidable motor de progreso, pero debe guiarse por una sólida reflexión ética. Lo que está en juego es inmenso y requiere la colaboración entre profesionales sanitarios, pacientes, legisladores y expertos en ética para garantizar que los avances tecnológicos sirvan realmente al bienestar humano.

Capítulo 21

TRANSICIÓN ENTRE EL HOSPITAL Y EL HOGAR

Planificar su salida
y educación del paciente

La transición entre una estancia hospitalaria y el regreso a casa es un momento clave en la atención médica, y es aquí donde las enfermeras desempeñan un papel crucial. Un alta bien planificada y una educación adecuada del paciente son esenciales para garantizar una convalecencia segura y reducir el riesgo de complicaciones o reingresos en el hospital.

1. Evaluación inicial :
En primer lugar, la enfermera debe evaluar el estado de salud del paciente, su nivel de comprensión, sus necesidades y los recursos disponibles en su domicilio. Esta evaluación permitirá personalizar el plan de alta.

2. Coordinación con el equipo médico :
En colaboración con el médico, la enfermera establece el plan de cuidados a seguir una vez que el paciente ha regresado a casa. Puede incluir citas de seguimiento, ajustes de la medicación u otras recomendaciones.

3. Enseñar el autocuidado :
Es vital educar a los pacientes sobre cómo cuidar de sí mismos. Esto incluye el manejo de la medicación, el reconocimiento de los signos de alarma, el cuidado de las heridas, la actividad física recomendada y otras instrucciones específicas.

4. Apoyo emocional :
El regreso a casa tras una intervención quirúrgica o una enfermedad puede ser fuente de ansiedad. Las enfermeras deben ofrecer apoyo emocional, responder a las preguntas de los pacientes y, si es necesario, remitirlos a profesionales de la salud mental o a grupos de apoyo.

5. Planificación de las necesidades en el hogar :
Algunos pacientes pueden necesitar equipamiento específico en casa, como una cama médica, un andador u otras ayudas técnicas. La enfermera se encarga de coordinarlo.

6. Red de apoyo :
Identificar e implicar a familiares, amigos o cuidadores informales que puedan ayudar con los cuidados del paciente en casa es crucial. Formarles en las tareas específicas que necesita el paciente garantiza la continuidad de los cuidados.

7. Recursos comunitarios :
La enfermera puede remitir al paciente a recursos locales como servicios de asistencia a domicilio, programas de rehabilitación o asociaciones de pacientes.

8. Seguimiento :
El seguimiento tras el alta, ya sea por teléfono, telemedicina o visitas a domicilio, garantiza que el paciente se encuentra bien y cumple las instrucciones médicas.

La planificación del alta y la educación del paciente son pasos cruciales para garantizar una transición fluida del hospital a casa. Al invertir tiempo y energía en estas etapas, la enfermera desempeña un papel decisivo en el bienestar y la recuperación del paciente.

Seguimiento postoperatorio en casa

Tras una cirugía vascular, la fase de recuperación no se detiene una vez que el paciente abandona el hospital. El seguimiento postoperatorio en casa es esencial para asegurar una recuperación completa, prevenir complicaciones y garantizar el bienestar del paciente.

1. Evaluación inicial tras el alta :

Tan pronto como regresen a casa, los pacientes deben ser conscientes de la importancia de una evaluación periódica de su estado. Esto incluye la comprobación de las constantes vitales, la vigilancia de las heridas quirúrgicas y la observación de los síntomas postoperatorios esperados.

2. Vigilancia de las heridas :

La zona operada requiere una atención especial. La enfermera enseña al paciente a revisar la herida para detectar signos de infección, hemorragia u otras anomalías.

3. Tratamiento del dolor :

El dolor es un síntoma común después de la cirugía. Es esencial que el paciente sepa cómo controlar el dolor utilizando la medicación prescrita y métodos no farmacológicos, sin dejar de estar alerta ante posibles efectos secundarios.

4. Actividad física :

Dependiendo de la naturaleza de la operación, se darán recomendaciones específicas sobre la actividad física. Es crucial seguir estas directrices para favorecer una recuperación óptima y prevenir posibles complicaciones.

5. Nutrición e hidratación :

La dieta puede desempeñar un papel decisivo en la recuperación. Una buena hidratación y una dieta equilibrada ayudan a la curación y a la recuperación general.

6. Signos de advertencia :

El paciente debe ser consciente de los signos de advertencia o síntomas inusuales de los que debe informar inmediatamente, como dolor torácico, debilidad repentina, hinchazón excesiva o cambios en la piel.

7. Medicación :

El cumplimiento estricto del régimen de medicación es esencial. Los pacientes deben conocer los horarios, las dosis y las posibles interacciones farmacológicas.

8. Visitas de seguimiento :
Las citas postoperatorias con el cirujano o el equipo médico suelen ser necesarias para evaluar el progreso de la cicatrización.

9. Apoyo emocional :
La cirugía puede tener un impacto psicológico. El apoyo de sus seres queridos, o incluso de un profesional, puede ser beneficioso para gestionar las emociones postoperatorias.

El seguimiento postoperatorio en casa es una etapa crucial en el proceso de recuperación. Colaborando estrechamente con los profesionales sanitarios y siguiendo las directrices, los pacientes aumentan sus posibilidades de recuperarse con éxito y de mejorar su calidad de vida tras la intervención.

Trabajar con la asistencia domiciliaria y rehabilitación

El periodo posterior a una intervención quirúrgica es crítico, no sólo para la recuperación física, sino también para la recuperación emocional y psicológica del paciente. El vínculo entre la atención hospitalaria y los cuidados en casa, así como la rehabilitación, son esenciales para garantizar una recuperación completa y de calidad.

1. La transición del hospital al hogar:
El alta hospitalaria es un momento clave. Requiere una coordinación precisa entre el equipo del hospital, el servicio de asistencia a domicilio y la familia del paciente para garantizar que se dispone de todos los recursos necesarios.

2. Evaluación a domicilio :
Los proveedores de cuidados a domicilio llevan a cabo una evaluación inicial para conocer el entorno del paciente,

identificar sus necesidades específicas y establecer un plan de cuidados adecuado.

3. La rehabilitación: una etapa crucial :

La cirugía vascular puede requerir un periodo de rehabilitación para recuperar la movilidad, la fuerza y la resistencia. Esta etapa es facilitada por fisioterapeutas, terapeutas ocupacionales y otros especialistas que trabajan en estrecha colaboración con la enfermera.

4. Seguimiento y adaptación del plan de cuidados :

En función de la evolución del paciente, puede ser necesario ajustar los programas de atención domiciliaria y rehabilitación. Una comunicación fluida entre todos los implicados es esencial para adaptarse a los cambios.

5. Educación y capacitación del paciente:

La enfermera, en colaboración con el equipo de atención domiciliaria, desempeña un papel vital en la educación del paciente y su familia sobre los cuidados postoperatorios, la medicación, la nutrición, el ejercicio y otros elementos esenciales para la recuperación.

6. Apoyo psicológico y social :

Además de las necesidades fisiológicas, los pacientes pueden experimentar desafíos emocionales y sociales tras la cirugía. El apoyo psicológico, a través de profesionales o grupos de apoyo, así como el apoyo social, pueden ser beneficiosos.

7. Gestión de las complicaciones :

Una respuesta rápida ante cualquier complicación es crucial. La enfermera, en colaboración con el equipo de atención domiciliaria, debe estar alerta y preparada para actuar con rapidez en caso de que surja algún problema.

La estrecha colaboración entre los servicios hospitalarios, la atención domiciliaria y la rehabilitación es fundamental para garantizar una recuperación óptima tras la cirugía vascular. Esta alianza proporciona una atención holística a los pacientes, abordando sus necesidades físicas, emocionales y sociales, al tiempo que optimiza su vuelta a una vida normal y activa.

Capítulo 22

TRAUMATISMO VASCULAR Y CUIDADO

Evaluación inicial del traumatismo

El tratamiento inmediato de los pacientes traumatizados es crucial para determinar la gravedad de las lesiones, establecer un plan de tratamiento adecuado y mejorar las posibilidades de recuperación. La precisión y rapidez de esta evaluación inicial puede significar la diferencia entre la vida y la muerte. He aquí cómo se organiza esta etapa esencial en el tratamiento de las víctimas de traumatismos:

1. Garantizar la seguridad y la estabilización del paciente :
En cuanto llega un paciente traumatizado, el primer paso es garantizar su seguridad y la del equipo médico. Esto implica comprobar las vías respiratorias, asegurarse de que el paciente puede respirar y estabilizar la circulación sanguínea.

2. Recogida rápida de información :
Es imperativo obtener rápidamente la historia del traumatismo. ¿Cuál es la naturaleza del trauma? ¿Cómo se produjo? ¿Hay otras víctimas? Esta información puede ayudar al equipo médico a anticipar ciertos problemas y planificar las intervenciones necesarias.

3. Exploración física primaria :
Se lleva a cabo un examen rápido pero sistemático para identificar lesiones potencialmente mortales. Esto incluye la comprobación de las funciones vitales, la evaluación del estado neurológico y la detección de cualquier hemorragia.

4. Examen secundario detallado :
Una vez estabilizado el paciente, se lleva a cabo un examen más detallado para identificar otras lesiones menos evidentes pero igualmente graves. Este proceso incluye inspección, palpación, percusión y auscultación.

5. Uso del diagnóstico por imagen :
Pueden utilizarse herramientas como la radiografía, la ecografía, la tomografía computarizada (TC) y la

resonancia magnética (RM) para obtener una visión detallada de las lesiones internas.

6. Identificación de las prioridades de tratamiento :
Basándose en las lesiones identificadas, el equipo médico prioriza el tratamiento. Algunas intervenciones pueden requerirse inmediatamente, mientras que otras pueden tener que esperar.

7. Comunicación con el paciente y la familia :
Es esencial comunicar los resultados de la evaluación al paciente y a la familia, así como proporcionar información sobre los siguientes pasos del tratamiento.

La evaluación inicial de un traumatismo es una fase crucial que requiere un enfoque estructurado, metódico y rápido. La capacidad de evaluar con rapidez y precisión la gravedad de un traumatismo puede mejorar significativamente las posibilidades de supervivencia y recuperación del paciente. La colaboración entre todos los miembros del equipo médico es vital para garantizar un tratamiento eficaz y eficiente del traumatismo.

Respuesta de emergencia y estabilización

Cuando surge una crisis en cirugía vascular, cada segundo cuenta. Las complicaciones vasculares pueden provocar rápidamente daños irreversibles en tejidos y órganos, o poner en peligro la vida del paciente. En estos momentos de gran tensión, las intervenciones de urgencia deben aplicarse con eficacia para estabilizar al paciente y evitar daños mayores.

1. Evaluación rápida :
Antes de cualquier intervención, es esencial realizar una evaluación rápida del estado del paciente. Esta evaluación debe determinar la gravedad de la situación, los sistemas

orgánicos implicados e identificar las prioridades inmediatas.

2. Soporte vital :

Las intervenciones de emergencia suelen centrarse en mantener las funciones vitales. Esto implica estabilizar las vías respiratorias, asegurar una ventilación adecuada y la reanimación circulatoria para garantizar una perfusión adecuada de los órganos.

3. Control de las hemorragias :

En el contexto de la cirugía vascular, la hemorragia inesperada es una de las urgencias más frecuentes. El acceso rápido al lugar de la hemorragia, la compresión directa, el uso de dispositivos hemostáticos y, en caso necesario, la intervención quirúrgica pueden resultar esenciales.

4. Administración de fármacos de urgencia :

Dependiendo de la naturaleza de la emergencia, pueden administrarse fármacos como agentes vasoactivos, analgésicos o antiarrítmicos para estabilizar al paciente.

5. Intervención quirúrgica :

Si las medidas no quirúrgicas no son suficientes, puede ser necesaria una intervención quirúrgica para resolver el problema. Esto puede incluir la reparación de un vaso dañado, la extirpación de un coágulo o la colocación de una derivación.

6. Monitorización continua :

Una vez controlada la situación de emergencia, es necesaria una monitorización constante del paciente. Los parámetros vitales, la diuresis, los niveles de oxigenación y otros signos vitales se vigilan de cerca para garantizar que el paciente permanece estable.

7. Apoyo psicológico :

No debe pasarse por alto el impacto psicológico de una emergencia médica sobre el paciente y sus allegados. Garantizar una comunicación clara y ofrecer apoyo psicológico puede ayudar a reducir la ansiedad y el miedo.

La cirugía vascular de urgencia requiere un equipo médico cualificado, equipos de última generación y procedimientos establecidos para gestionar eficazmente las complicaciones. El objetivo principal es estabilizar al paciente lo antes posible, minimizando al mismo tiempo el riesgo de daños mayores. En estos momentos críticos, la coordinación, la rapidez de actuación y la pericia son esenciales para salvar vidas.

Recuperación y rehabilitación postraumático

El periodo posterior a un traumatismo, especialmente en el campo de la cirugía vascular, es crucial. Unos cuidados adecuados, centrados en la recuperación y la rehabilitación, son esenciales para garantizar que los pacientes se recuperen lo mejor posible y vuelvan gradualmente a una vida normal.

1. Fase aguda: estabilización y monitorización
Tras un traumatismo o una cirugía vascular de urgencia, los pacientes suelen ingresar en cuidados intensivos o en una unidad de monitorización postoperatoria. El objetivo de esta fase es estabilizar el estado del paciente, controlar el dolor, vigilar cualquier complicación y comenzar los cuidados iniciales de rehabilitación.

2. Evaluación multidisciplinar:
Un equipo formado por cirujanos vasculares, fisioterapeutas, nutricionistas, psicólogos y otros especialistas evalúa las necesidades específicas del paciente para definir un plan de rehabilitación individualizado.

3. Movilización precoz:
Dependiendo de la naturaleza del traumatismo, fomentar la movilización precoz puede prevenir complicaciones, como la trombosis, y favorecer una recuperación más rápida.

4. Cuidado de las heridas :

El tratamiento adecuado de las incisiones o heridas traumáticas es esencial para prevenir la infección, promover una cicatrización óptima y minimizar las cicatrices.

5. Rehabilitación física:

Los ejercicios específicos, supervisados por un fisioterapeuta, ayudan a recuperar la fuerza, la movilidad y la resistencia. Esto es especialmente importante si el traumatismo ha afectado a la capacidad del paciente para caminar o utilizar determinadas partes de su cuerpo.

6. Apoyo psicológico :

El trauma puede dejar cicatrices emocionales. La atención psicológica puede ayudar a los pacientes a afrontar el shock, el miedo, la ansiedad y el estrés postraumático.

7. Educación del paciente:

Es vital informar a los pacientes sobre su enfermedad, los cuidados domiciliarios, la medicación y los signos de alarma. Esto les ayuda a tomar el control de su propia recuperación.

8. Seguimiento a largo plazo:

Las citas periódicas con el equipo médico le permiten controlar el progreso de su rehabilitación, ajustar sus tratamientos e identificar cualquier complicación en una fase temprana.

9. Reinserción social y profesional:

Dependiendo de la gravedad del trauma, puede llevar tiempo volver a una vida normal. Pueden ser necesarias ayudas como la terapia ocupacional, la adaptación del puesto de trabajo o la formación profesional.

La recuperación postraumática y la rehabilitación son procesos complejos que requieren una atención integral y multidisciplinar. En la actualidad, los avances médicos permiten ofrecer tratamientos cada vez más eficaces destinados a devolver la independencia a los pacientes y mejorar su calidad de vida.

Capítulo 23

HERRAMIENTAS Y APLICACIONES DIGITALES PARA ENFERMERAS

Software de seguimiento
y evaluación del paciente

En el mundo médico moderno, la tecnología desempeña un papel fundamental, sobre todo en la gestión y el seguimiento de los historiales de los pacientes. El uso de programas informáticos específicos ofrece a los profesionales sanitarios una forma eficaz y estructurada de supervisar la evolución de los pacientes, evaluar sus necesidades y garantizar una atención óptima.

1. ¿Por qué es crucial la supervisión digital?
La digitalización ha permitido centralizar la información, facilitar el acceso y reducir el riesgo de error. Los archivos en papel suelen ser voluminosos y pueden perderse o quedar incompletos, mientras que el software adecuado garantiza que los datos de los pacientes puedan rastrearse y actualizarse en tiempo real.

2. Características del software de vigilancia :
*   **Interfaz intuitiva:** para una rápida introducción de datos.
*   **Acceso seguro:** sólo los profesionales autorizados pueden acceder a la información sensible.
*   **Interoperabilidad:** capacidad del software para intercambiar datos con otros sistemas, lo que facilita el intercambio de información entre distintos departamentos o establecimientos.
*   **Actualizaciones en tiempo real: en** cuanto se añade nueva información, está inmediatamente disponible para el equipo asistencial.
*   **Funciones de alerta:** en caso de anomalía o necesidad de intervención urgente.

3. Ventajas para el paciente :
El software permite un seguimiento personalizado y a medida. Los pacientes se benefician de un mejor apoyo y, en algunos casos, pueden tener acceso directo a algunos

de sus datos, fomentando así su implicación en sus cuidados.

4. Beneficios para el personal de enfermería :
- **Ahorre tiempo:** reduzca las tareas administrativas.
- **Toma de decisiones informada:** acceso rápido al historial completo del paciente.
- **Mejor coordinación:** Facilita la comunicación entre los distintos miembros del equipo médico.

5. Desarrollos y tendencias :
Con la llegada de la inteligencia artificial y la telemedicina, los programas informáticos de seguimiento médico evolucionan constantemente. Pueden incorporar funciones de análisis predictivo, herramientas de ayuda al diagnóstico o módulos de teleconsulta.

6. Cuestiones éticas y reglamentarias :
La digitalización de los datos médicos plantea cuestiones éticas, sobre todo en lo que respecta a la confidencialidad y la seguridad. Los editores de software y los centros sanitarios deben cumplir normas estrictas para garantizar la protección de los datos.

Los programas informáticos de seguimiento y evaluación de pacientes se han convertido en una parte esencial del panorama médico. Promueven una atención óptima, adaptada a las necesidades específicas de cada paciente, al tiempo que facilitan el trabajo de los equipos sanitarios. Sin embargo, su uso requiere una especial atención a la seguridad y confidencialidad de los datos.

Uso de objetos conectados en el seguimiento postoperatorio

La aparición de dispositivos conectados en el mundo médico ha revolucionado la atención al paciente, sobre todo en la monitorización postoperatoria. Estos dispositivos añaden una nueva dimensión a la vía asistencial, haciendo que la monitorización domiciliaria sea más eficaz y personalizada.

1. La era de los objetos conectados en medicina :
Los objetos conectados, o el Internet de los objetos (IoT) en medicina, hacen referencia a los dispositivos médicos capaces de recopilar, analizar y transmitir datos sanitarios en tiempo real, lo que permite el seguimiento a distancia de los pacientes.
2. Tipos de objetos utilizados en la vigilancia postoperatoria :
- **Relojes y pulseras conectados:** miden parámetros como la frecuencia cardiaca, la temperatura corporal y la actividad física.
- **Báscula conectada:** para controlar el peso del paciente, lo que es especialmente importante después de ciertas operaciones.
- **Tensiómetro conectado:** controla la tensión arterial y envía alertas en caso de anomalías.
- **Parches y dispositivos cutáneos:** pueden medir una gran variedad de datos, desde la hidratación de la piel hasta parámetros cardíacos.
3. Beneficios para el paciente :
- **Supervisión en tiempo real:** Los datos se transmiten continuamente, lo que permite una intervención rápida en caso de anomalía.
- **Mayor autonomía:** Los pacientes pueden gestionar su recuperación en casa, sin dejar de estar conectados a su equipo médico.
- **Motivación:** Visualizar los progresos puede ser un poderoso motivador para los pacientes.
4. Beneficios para el personal de enfermería :
- **Acceso a datos precisos: los** objetos conectados proporcionan mediciones regulares y fiables.
- **Seguimiento optimizado: La** monitorización a distancia reduce el número de visitas postoperatorias,

al tiempo que garantiza un seguimiento de alta calidad.

- **Alertas tempranas:** En caso de complicación, el sistema puede detectar rápidamente cualquier señal de alarma.

5. Retos y preocupaciones :

- **Seguridad de los datos :** Con la proliferación de objetos conectados, la seguridad y confidencialidad de los datos debe ser una prioridad.
- **Fiabilidad de los** dispositivos: **es** crucial que los dispositivos proporcionen datos precisos para garantizar la seguridad de los pacientes.
- **Coste:** Aunque muchos objetos conectados son asequibles, algunos pueden representar una inversión sustancial.

6. El futuro de los dispositivos conectados en cirugía vascular:

Con el rápido desarrollo de la tecnología, cabe esperar la aparición de objetos dedicados a patologías o intervenciones específicas, lo que permitirá un seguimiento aún más adaptado y personalizado.

Los dispositivos conectados han transformado innegablemente el panorama de la monitorización postoperatoria en cirugía vascular. Ofrecen oportunidades apasionantes para mejorar la calidad de la atención y la satisfacción de los pacientes. Sin embargo, como ocurre con cualquier innovación, deben utilizarse con discernimiento y respetando las normas de confidencialidad y ética médica.

Seguridad digital
y confidencialidad de los datos

En la era de la medicina digital, la seguridad digital y la confidencialidad de los datos se han convertido en cuestiones clave para el sector médico. Los avances tecnológicos, aunque aportan innumerables beneficios, también introducen riesgos potenciales que deben gestionarse.

1. Digitalización en cirugía vascular:
El sector de la cirugía vascular, al igual que otras disciplinas médicas, está experimentando una importante transformación digital. La historia clínica electrónica, la digitalización de las imágenes médicas, la telemedicina y el uso de objetos conectados son ejemplos de esta transformación.

2. La importancia de la confidencialidad :
La confidencialidad de los datos médicos es fundamental. Respetar la confidencialidad médica es un derecho del paciente, pero también es una obligación para el personal sanitario.

3. Riesgos y amenazas :
- **Ciberataques:** Los hospitales y las clínicas pueden ser blanco de ataques destinados a robar, modificar o hacer inaccesible información sensible.
- **Errores humanos:** El intercambio involuntario, la pérdida de un dispositivo que contenga datos o los errores de configuración pueden poner en peligro la confidencialidad de la información.
- **Software malicioso:** Algunos programas informáticos pueden infiltrarse en los sistemas para robar o corromper datos.

4. Medidas de protección :
- **Formación del personal:** Es crucial educar al personal médico y administrativo sobre las mejores prácticas en seguridad digital.
- **Protocolos estrictos:** aplique procedimientos de acceso a los datos, contraseñas seguras y sistemas de verificación de dos factores.

- **Actualizaciones periódicas: El** software y los sistemas deben actualizarse periódicamente para corregir las vulnerabilidades.

5. Legislación y normas :

En muchos países, la legislación impone normas estrictas para la protección de los datos médicos. Estas leyes pretenden garantizar la confidencialidad, integridad y disponibilidad de la información.

6. Responsabilidad compartida :

La protección de los datos médicos es una responsabilidad compartida entre los centros sanitarios, los proveedores de tecnología y los propios pacientes. Cada actor debe ser consciente de su papel y de las implicaciones de sus acciones.

7. El futuro de la seguridad digital en cirugía vascular:

Con la llegada de tecnologías como la inteligencia artificial y el aprendizaje automático a la medicina, los retos en materia de seguridad van a ser aún más complejos. Sin embargo, con un enfoque proactivo y colaborativo, el sector puede seguir innovando al tiempo que protege los derechos y la seguridad de los pacientes.

A medida que el mundo de la medicina siga adoptando la tecnología digital, la cuestión de la seguridad y la confidencialidad de los datos seguirá cobrando importancia. Es imperativo para quienes se dedican a la cirugía vascular, al igual que para el sector médico en su conjunto, garantizar un entorno seguro para todos.

Capítulo 24

ESPECIALIZACIONES Y SUBDISCIPLINAS EN CIRUGÍA VASCULAR

Angiología y patologías venosas

La angiología, a menudo denominada la ciencia de los vasos, se interesa especialmente por las arterias, las venas y los capilares. Mientras que las arterias tienen la onerosa tarea de transportar la sangre oxigenada del corazón al resto del cuerpo, las venas llevan la sangre desoxigenada de vuelta al corazón. Por muy eficaz que sea este sistema, no es inmune a las disfunciones. Echemos un vistazo a las principales patologías venosas y a los problemas que conllevan.

1. ¿Qué es la angiología?
   * Definición y ámbito de actuación
   * Interacción con otras disciplinas médicas
   * Importancia diagnóstica y terapéutica
2. Estructura y función de las venas :
   * Anatomía de las venas: superficiales, profundas y perforantes
   * El papel de las válvulas venosas
   * El proceso de retorno venoso
3. Patologías venosas comunes :
   * **Varices:** Dilatación permanente de una vena, a menudo visible en la superficie de la piel.
   * **Trombosis venosa profunda (TVP):** formación de un coágulo sanguíneo en una vena profunda, normalmente en las piernas.
   * **Flebitis:** Inflamación de una vena, a menudo acompañada de la formación de un coágulo de sangre.
   * **Insuficiencia venosa:** Incapacidad de las venas para garantizar un retorno eficaz de la sangre al corazón.
4. Factores de riesgo y prevención :
   * Herencia, edad y sexo
   * Estilo de vida sedentario
   * Embarazo y hormonas

- Sobrepeso y obesidad
- Consejos preventivos: actividad física, elevar las piernas, dieta equilibrada

5. Síntomas y diagnóstico :
   - Signos de alerta: piernas pesadas, hinchazón, dolor, cambio en el color de la piel
   - Exámenes clínicos: palpación, ecografía Doppler, flebografía

6. Tratamientos e intervenciones :
   - Medicación: anticoagulantes, antiinflamatorios, venotónicos
   - Cirugía: stripping, flebectomía
   - Técnicas menos invasivas: escleroterapia, láser endovenoso, radiofrecuencia
   - Compresión médica: medias de compresión y vendajes

7. Vivir con la enfermedad venosa :
   - Impacto en la calidad de vida
   - Gestión diaria de los síntomas
   - Recomendaciones para evitar complicaciones

Las patologías venosas, aunque comunes, pueden tener un impacto significativo en la salud y la calidad de vida de los pacientes. Una gestión adecuada, un buen conocimiento de la angiología y la cooperación entre los profesionales sanitarios son esenciales para garantizar un tratamiento eficaz y una mejor calidad de vida para los afectados.

Endovascular y técnicas mínimamente invasivo

Si echamos la vista atrás en la historia de la cirugía vascular, resulta fascinante ver cómo han evolucionado la tecnología y las técnicas. De las grandes incisiones y los largos periodos de recuperación hemos pasado a procedimientos en los que el paciente a menudo puede abandonar el hospital el mismo día de la operación. Las técnicas endovasculares y mínimamente invasivas son ejemplos perfectos de ello, ya que ofrecen soluciones menos traumáticas con resultados a menudo superiores.

1. ¿Qué es la cirugía endovascular?
   • Definición y principios básicos
   • Avances en las técnicas quirúrgicas
   • Ventajas sobre la cirugía abierta tradicional
2. Técnicas mínimamente invasivas: breve introducción
   • Concepto "mini-invasivo
   • Técnicas principales: angioplastia, colocación de endoprótesis, ablación
   • Evolución de los productos sanitarios
3. Materiales y preparación :
   • Catéteres, guías y stents
   • Imagen: la importancia de la angiografía y la fluoroscopia
   • Preparación del paciente y de la zona quirúrgica
4. Intervenciones habituales y sus indicaciones :
   • **Angioplastia**: dilatación de un vaso sanguíneo estrechado u obstruido
   • **Colocación de endoprótesis** : Dispositivo utilizado para mantener abierto un vaso.
   • **Embolización**: bloqueo selectivo de un vaso sanguíneo
   • Ablación por radiofrecuencia o láser : Tratamiento de las varices
5. Ventajas y beneficios :
   • Menos dolor postoperatorio
   • Recuperación más rápida y estancias hospitalarias más cortas
   • Menor riesgo de infección y complicaciones
   • Resultados estéticos superiores con pequeñas incisiones

6. Limitaciones y retos :
  * No es adecuado para todos los pacientes o afecciones
  * Necesidad de formación específica y equipamiento especializado
  * Gestión de las posibles complicaciones
7. El futuro de las técnicas mínimamente invasivas :
  * Innovaciones en equipos y dispositivos médicos
  * Técnicas emergentes: robótica y navegación asistida por ordenador
  * Formación y educación: preparación de la próxima generación de cirujanos vasculares

La evolución de la cirugía endovascular y de las técnicas mínimamente invasivas es un ejemplo perfecto de cómo la ciencia médica sigue avanzando para ofrecer a los pacientes una atención mejor, menos invasiva y más eficaz. Sin dejar de reconocer los inmensos beneficios, es crucial seguir formándose, adaptándose e innovando para afrontar los retos futuros de la cirugía vascular.

El papel de la enfermera en cirugía cardiovascular

La cirugía cardiovascular es compleja y a menudo urgente, por lo que requiere un enfoque multidisciplinar en el que cada miembro del equipo médico desempeña un papel crucial. Las enfermeras son el eje de este equipo, con responsabilidades que van mucho más allá de los cuidados básicos de enfermería. Comprender el alcance de estas responsabilidades ayuda a destacar la importancia de su papel en el éxito de las intervenciones cardiovasculares.

1. Preparación preoperatoria :
   - **Evaluación inicial del paciente:** historial médico, exámenes preliminares, medicación actual.
   - **Educación del paciente:** Explicación del procedimiento, riesgos, proceso de recuperación.
   - **Coordinación con el equipo:** Garantizar una comunicación fluida entre cirujanos, anestesistas y otros profesionales sanitarios.
2. Asistencia durante la operación :
   - **Monitorización del paciente:** control constante de las constantes vitales, la frecuencia cardiaca y otros parámetros esenciales.
   - **Gestión del equipo:** preparación y esterilización del instrumental, anticipación a las necesidades del cirujano.
   - **Apoyo al equipo:** Comunicación continua con el equipo para garantizar el buen funcionamiento.
3. Manejo postoperatorio :
   - **Monitorización continua:** control de las constantes vitales, detección precoz de posibles complicaciones.
   - **Tratamiento del dolor:** administrar fármacos analgésicos, evaluar su eficacia y ajustar las dosis.
   - **Educación y apoyo:** Ayudar a los pacientes a comprender su enfermedad, las secuelas de la cirugía, la rehabilitación y el plan de seguimiento.
4. Rehabilitación y seguimiento a largo plazo :
   - **Orientación:** Trabajar con fisioterapeutas y otros profesionales para rehabilitar el corazón del paciente.
   - **Control regular:** garantizar el seguimiento médico, vigilar los efectos secundarios de la medicación y ajustar los tratamientos.
5. Papel emocional y psicológico :
   - **Apoyo emocional:** escuchar a los pacientes y sus familias, ofrecer apoyo psicológico en momentos de estrés e incertidumbre.

- **Abogacía:** Defender los derechos de los pacientes, garantizar que sus preocupaciones sean escuchadas y tenidas en cuenta.

6. Formación continua y especialización :

- **Mantener sus conocimientos al día:** asistiendo a cursos de formación y conferencias, y manteniéndose al día de los últimos avances en cirugía cardiovascular.
- **Especialización:** Algunos enfermeros pueden optar por especializarse en áreas específicas como cuidados intensivos cardíacos o cirugía cardíaca pediátrica.

El enfermero de cirugía cardiovascular hace algo más que proporcionar cuidados; es una parte fundamental del equipo médico. Su papel, que abarca habilidades técnicas, emoción, educación y coordinación, es esencial para garantizar el bienestar del paciente y el éxito de la operación. En un mundo médico en constante cambio, el enfermero sigue siendo el garante de una atención holística, que combina competencia, compasión y dedicación.

Capítulo 25

SEGURIDAD Y GESTIÓN DEL PACIENTE ERRORES MÉDICOS

Prevención de errores en cirugía vascular

En cirugía, donde los márgenes de error son a menudo ínfimos, la prevención de errores es de vital importancia. En cirugía vascular, dada la complejidad de los procedimientos y la fragilidad de los sistemas vasculares implicados, esta prevención es especialmente importante. Las consecuencias de un error pueden ser graves, desde complicaciones postoperatorias hasta secuelas duraderas o incluso mortales.

1. Formación y educación :
El primer paso para prevenir los errores es garantizar una formación sólida y continua a los cirujanos y a todo el personal médico. Esto incluye aprender técnicas quirúrgicas, familiarizarse con el equipo y actualizar constantemente los conocimientos.

2. Planificación preoperatoria :
Una planificación cuidadosa es crucial para evitar errores. Esto incluye una revisión de la historia clínica del paciente, los exámenes radiológicos y la discusión en equipo de las mejores estrategias quirúrgicas.

3. Listas de comprobación:
Inspiradas en la industria aeronáutica, las listas de comprobación en cirugía han demostrado su eficacia para reducir los errores. Antes de iniciar una operación, el equipo repasa una lista de comprobación, asegurándose de que se han seguido todos los pasos preoperatorios.

4. Comunicación abierta :
La comunicación fluida y transparente dentro del equipo médico es fundamental. Cada miembro debe sentirse libre para informar de un problema, hacer una pregunta o pedir una aclaración.

5. Tecnologías avanzadas :
El uso de tecnologías modernas, como la cirugía asistida por robot o los sistemas de visualización mejorados, puede ayudar a minimizar los errores.

6. Revisiones de morbilidad y mortalidad:
Se trata de reuniones periódicas en las que los equipos médicos debaten casos complejos, complicaciones o errores, en un espíritu de formación y mejora continua.

7. Comentarios de los pacientes:
Las opiniones de los pacientes y sus familias pueden proporcionar información valiosa para identificar áreas de mejora.

8. Cumplimiento de los protocolos :
Los protocolos y las directrices están ahí por una razón. Se basan en pruebas científicas y deben seguirse estrictamente para garantizar la seguridad del paciente.

9. Formación en emergencias :
Es más probable que se produzcan errores en situaciones de estrés. El entrenamiento en situaciones de emergencia, mediante simulacros o cursos específicos, puede ayudar al equipo a reaccionar mejor ante estas situaciones.

La prevención de errores en cirugía vascular es un proceso continuo que requiere la participación activa de todos los miembros del equipo médico. Combinando la formación, la comunicación, la tecnología y el pensamiento crítico se garantizará la seguridad de los pacientes y se mantendrán altos los niveles de atención.

Gestión y comunicación tras un error

El error médico es un tema delicado y doloroso, tanto para los cuidadores como para los pacientes. Lo que está en juego es aún mayor en cirugía vascular, donde los márgenes de error son escasos y las consecuencias potencialmente de gran alcance. La fase posterior al error médico es, por tanto, un momento crítico en el que es esencial demostrar tacto, transparencia y humanidad.

1. Reconocimiento inmediato del error :

El primer paso, y a menudo el más difícil, es reconocer que se ha producido el error. Esto requiere introspección, una aceptación de la falibilidad humana y la voluntad de no ignorar u ocultar el error.

2. Comunicación abierta con los pacientes y sus familias:

Los pacientes tienen derecho a saber lo que ha sucedido. La conversación debe ser honesta, clara y compasiva. Evite la jerga médica y esté preparado para responder a preguntas e inquietudes.

3. Garantizar la seguridad inmediata del paciente :

Por encima de todo, es crucial garantizar la seguridad del paciente y tomar todas las medidas necesarias para remediar el error o minimizar sus efectos.

4. Análisis del error :

Para evitar que el error se repita, es esencial comprender cómo y por qué se produjo. Esto puede requerir un análisis en profundidad, en el que participe todo el equipo médico y, a veces, un experto externo.

5. Responsabilidad y reparación :

Asumir la responsabilidad por el error es crucial. Esto puede incluir una disculpa sincera, una indemnización si es necesario y, sobre todo, la garantía de que se están tomando medidas para evitar que vuelva a ocurrir.

6. Apoyo psicológico al equipo médico :

Un error médico puede ser traumático para el personal sanitario. Es esencial ofrecer apoyo, ya sea en forma de debriefing, asesoramiento o seguimiento psicológico.

7. Formación y prevención :

Tras un error, es crucial invertir en la formación y la actualización de las competencias del equipo. También puede ser una oportunidad para revisar y ajustar los protocolos existentes.

8. Transparencia institucional :

Las instituciones sanitarias tienen un papel que desempeñar en el fomento de una cultura de transparencia. Esto puede adoptar la forma de informes de incidentes, revisiones de morbilidad y mortalidad o sesiones de formación.

9. Reconstruir la confianza :

Tras un error, es natural que la confianza entre el paciente y el equipo médico se tambalee. Reconstruirla requerirá tiempo, escucha y comunicación constante.

Gestionar y comunicar tras un error es un reto delicado que pone a prueba la integridad, humanidad y profesionalidad de los cuidadores. Si nos centramos en la transparencia, la empatía y la prevención, es posible transformar estos momentos dolorosos en oportunidades de aprendizaje y crecimiento.

Comentarios para la mejora continua

En el dinámico y complejo mundo de la cirugía vascular, cada paciente, cada caso, es una mina de información valiosa. Cada situación, exitosa o no, es una oportunidad de aprendizaje. La retroalimentación se perfila como una poderosa estrategia para consolidar este aprendizaje, permitiendo a los equipos médicos mejorar constantemente.

1. Comprender la retroalimentación :

La retroalimentación es el análisis sistemático de un acontecimiento, una situación o un proceso. Su objetivo es identificar lo que funcionó bien, lo que se podría haber hecho de otra manera y las lecciones que se pueden extraer.

2. Fuentes de retroalimentación :

Pueden surgir de diversas situaciones: una operación especialmente compleja, un incidente inesperado, la introducción de una nueva tecnología o técnica, o incluso un simple intercambio cotidiano con un paciente.

3. Establecer un sistema de retroalimentación :
- **Recopilación de información:** A través de entrevistas, debriefings postoperatorios, reuniones de equipo o incluso encuestas anónimas.
- **Análisis e interpretación: busque** tendencias, identifique las causas profundas y destaque las áreas susceptibles de mejora.
- **Implementación de acciones:** Puede ir desde la formación adicional hasta la modificación de determinados protocolos, pasando por la adquisición de nuevos equipos.

4. Fomentar una cultura abierta :

Para que REX sea eficaz, debemos fomentar una cultura en la que el personal se sienta seguro para compartir sus opiniones, preocupaciones y errores sin temor a repercusiones.

5. Retroalimentación y formación continua:

Las enseñanzas extraídas de la retroalimentación pueden enriquecer los programas de formación continua, haciéndolos más pertinentes y adaptados a la realidad sobre el terreno.

6. Comunicar la retroalimentación :

Es esencial compartir los resultados de la retroalimentación con todo el equipo, y a veces incluso más allá, con otros establecimientos o en publicaciones especializadas.

7. Retroalimentación y tecnología :

A medida que evoluciona la tecnología, los programas informáticos especializados pueden ayudar a recoger, analizar y compartir los comentarios de forma eficaz.

8. Los límites de REX :

Aunque potente, REX tiene sus límites. Requieren tiempo, recursos y un compromiso constante. Es más, sin una aplicación adecuada de las acciones correctivas, la retroalimentación puede perder su relevancia.

La retroalimentación es algo más que un análisis posterior

a los hechos. Encarna el espíritu de la medicina moderna, que es proactiva y se centra en la mejora continua. Aprovechando cada experiencia, la cirugía vascular no sólo puede mejorar la calidad de la atención, sino también reforzar la confianza entre cuidadores y pacientes.

Capítulo 26

GESTIÓN DE RECURSOS Y EFICIENCIA OPERATIVA

Optimización de los flujos de pacientes y el uso de los recursos

En el entorno hospitalario, y más concretamente en la cirugía vascular, optimizar los flujos de pacientes y el uso de los recursos se ha convertido en un imperativo. Frente a las crecientes demandas, los presupuestos ajustados y la evolución de las tecnologías, una gestión óptima no sólo redunda en una mayor eficacia, sino que también mejora la calidad de la asistencia. Descifremos juntos cómo navegar por esta compleja cuestión.

1. Análisis de los flujos actuales de pacientes :
Ante todo, es esencial comprender cómo funcionan las cosas actualmente. Esto implica un análisis detallado del recorrido del paciente, desde el ingreso hasta el alta, identificando posibles cuellos de botella, tiempos de espera y redundancias.

2. La importancia del triaje :
Un triaje eficaz puede mejorar significativamente el flujo de pacientes. En cirugía vascular, esto significa identificar rápidamente la gravedad y la complejidad de los casos, para poder dirigir a los pacientes a los contactos o procedimientos adecuados.

3. Coordinación interdisciplinar :
La estrecha colaboración entre cirujanos, enfermeras, anestesistas, radiólogos y otros especialistas es crucial. Una comunicación fluida ayuda a evitar retrasos, reducir la duración de la estancia y mejorar la gestión general.

4. Gestión óptima de equipos y quirófanos :
El uso eficaz de los quirófanos, los equipos de diagnóstico por imagen y otros recursos puede influir enormemente en el flujo de pacientes. Esto requiere una planificación rigurosa, mantenimiento preventivo y flexibilidad en caso de emergencia.

5. Formación y educación :
Invertir en la formación continua del personal es esencial.

Un equipo bien formado, al día de las últimas técnicas y protocolos, está mejor capacitado para tratar a los pacientes con eficacia y optimizar al mismo tiempo los recursos disponibles.

6. La contribución de la tecnología :

Los modernos sistemas de información hospitalaria pueden ayudar a controlar el flujo de pacientes en tiempo real, prever las necesidades de recursos y ajustar los horarios en consecuencia.

7. Retroalimentación y mejora continua:

Como ya se ha mencionado, es esencial aprender de cada situación para mejorar. Los comentarios de los pacientes, las familias y los profesionales brindan la oportunidad de ajustar y perfeccionar los procesos.

8. Concienciación y educación del paciente:

Un paciente bien informado, que comprende las etapas de su viaje, está más dispuesto a cooperar, lo que reduce los retrasos y los imprevistos.

Optimizar el flujo de pacientes y el uso de los recursos es un reto importante, pero esencial si queremos superar los desafíos a los que se enfrenta la cirugía vascular hoy en día. Adoptando un enfoque holístico, centrado en el paciente, y utilizando herramientas y tecnologías modernas, es posible ofrecer una atención de alta calidad al tiempo que se gestionan eficazmente los recursos disponibles.

Técnicas de gestión del tiempo y la carga de trabajo

Gestionar el tiempo y la carga de trabajo es un reto siempre presente, especialmente en entornos exigentes como la sanidad. Saber sortear estos retos con eficacia no sólo mejora la productividad, sino que también preserva la salud mental y el bienestar. Echemos un vistazo a algunas técnicas clave para lograrlo.

1. Priorizar las tareas :
Éste suele ser el primer paso. Identifique qué tareas son urgentes, cuáles pueden esperar y cuáles pueden delegarse. Puede resultar útil utilizar la matriz de Eisenhower, que clasifica las tareas en función de su urgencia e importancia.

2. Planificar:
Comience cada día o semana con una lista de tareas claramente definida. Utilice herramientas como agendas, calendarios digitales o aplicaciones de gestión de tareas para ayudarse.

3. Bloques de tiempo :
Divida su jornada en bloques de tiempo dedicados. Por ejemplo, reserve una hora para contestar correos electrónicos, luego otra para consultas, y así sucesivamente. Esto limita las interrupciones y le permite concentrarse plenamente en una tarea cada vez.

4. La regla de los dos minutos:
Si una tarea puede realizarse en menos de dos minutos, hágala inmediatamente. Esto evita acumular pequeñas tareas que rápidamente pueden resultar abrumadoras.

5. Aprender a decir no :
Es importante reconocer sus límites. Si ya tiene una gran carga de trabajo, es legítimo rechazar tareas adicionales o pedir apoyo.

6. Delegar :
No caiga en la trampa de querer hacerlo todo usted mismo. Identifique las tareas que pueden delegarse y confíelas a colegas o subordinados competentes.

7. Tome descansos:
Está demostrado que las pausas breves pero regulares pueden aumentar la productividad y reducir el estrés. Ya sea un paseo a paso ligero, unos minutos de meditación o

simplemente alejarse de su escritorio, estos descansos son cruciales.

8. Evite la multitarea:
En contra de la creencia popular, la multitarea puede reducir la eficacia y aumentar los errores. Concéntrese en una tarea cada vez, termínela y pase a la siguiente.

9. Minimice las distracciones:
Ponga el teléfono en modo silencio, cierre las pestañas innecesarias del ordenador y cree un entorno de trabajo propicio para la concentración.

10. Formación continua :
Invierta tiempo en formación para aprender nuevas técnicas o herramientas de gestión que puedan ayudarle a ser más eficaz.

La gestión del tiempo y de la carga de trabajo es un arte que requiere práctica, adaptabilidad y perseverancia. Adoptando un enfoque estructurado y siendo consciente de sus límites, puede lograr un equilibrio saludable entre la eficacia profesional y el bienestar personal.

La tecnología como herramienta de eficacia

A lo largo de los tiempos, la tecnología siempre ha sido un catalizador del progreso. En el campo de la medicina, se ha convertido en una herramienta indispensable para aumentar la eficacia, mejorar la atención al paciente y ampliar los límites de lo que la medicina puede alcanzar.

1. Diagnóstico rápido y preciso:
Los avances en el campo de la imagen médica, en particular el TAC, la resonancia magnética y los ultrasonidos, han transformado el diagnóstico. Estas herramientas ofrecen una visión clara del interior del

cuerpo, lo que permite detectar enfermedades que antes eran difíciles de identificar.

2. La telemedicina:

La posibilidad de consultar a distancia, sobre todo en zonas remotas o en situaciones de pandemia, ha hecho más accesible la asistencia sanitaria. La telemedicina también reduce el coste y el tiempo de desplazamiento de los pacientes.

3. Simulaciones y realidad virtual:

Estas herramientas permiten a los profesionales sanitarios practicar la realización de procedimientos sin riesgo para el paciente, lo que aumenta su competencia y reduce los errores.

4. Objetos conectados:

Desde los smartwatches hasta los dispositivos de monitorización, estos aparatos recogen datos en tiempo real, ofreciendo una instantánea constante de la salud de un individuo. Esta información puede utilizarse para adaptar los tratamientos y para la prevención.

5. Cirugía robótica:

Sistemas como el Da Vinci permiten a los cirujanos realizar operaciones con mayor precisión, minimizando las incisiones, reduciendo el tiempo de recuperación y aumentando las tasas de éxito.

6. La inteligencia artificial:

La IA se utiliza para analizar rápidamente grandes volúmenes de datos, ayudar al diagnóstico, predecir epidemias e incluso asesorar sobre planes de tratamiento.

7. Plataformas de intercambio de información :

Los sistemas de historiales médicos electrónicos facilitan la colaboración entre los profesionales sanitarios y garantizan que toda la información relevante sea fácilmente accesible.

8. Impresión en 3D:

Desde la creación de prótesis personalizadas hasta la impresión de tejidos orgánicos, la impresión en 3D ofrece soluciones innovadoras a los retos médicos.

La tecnología, como herramienta de eficacia, ha transformado profundamente la medicina. Ha abierto puertas que antes eran impensables, mejorando la calidad y la esperanza de vida. Pero con estos beneficios también llegan los retos, sobre todo en términos de ética, seguridad y formación. Es esencial que los profesionales sanitarios se mantengan al día de estos avances, sin perder de vista la importancia primordial del aspecto humano de la asistencia.

Capítulo 27

EL FUTURO DE LA CIRUGÍA VASCULAR : ESCENARIOS Y PROYECCIONES

Avances tecnológicos en el horizonte

A medida que avanza la tecnología, la medicina sigue evolucionando a un ritmo sin precedentes. Las innovaciones antes relegadas a los reinos de la ciencia ficción están ahora al alcance de la mano. He aquí un vistazo a los avances tecnológicos que podrían configurar el panorama médico del mañana.

1. La nanotecnología:
La capacidad de manipular materiales a escala molecular abre nuevas puertas para la administración precisa de fármacos, el tratamiento de tumores e incluso la reparación de células dañadas.

2. Bioimpresión en 3D:
Más allá de la impresión de prótesis, la perspectiva de imprimir órganos humanos funcionales podría revolucionar los trasplantes y acabar con la escasez de órganos.

3. Terapias génicas y CRISPR:
La capacidad de modificar el genoma humano podría no sólo tratar sino también prevenir una amplia gama de enfermedades genéticas, al tiempo que plantearía importantes debates éticos.

4. Realidad aumentada y cirugía:
Las gafas o lentes de realidad aumentada podrían proporcionar a los cirujanos información en tiempo real durante las operaciones, lo que mejoraría la precisión y reduciría los riesgos.

5. Inteligencia artificial avanzada:
Más allá del diagnóstico, la IA podría desempeñar un papel en la personalización de los planes de tratamiento, la predicción de epidemias e incluso la prestación directa de cuidados en determinados escenarios.

6. Sistemas de interfaz cerebro-ordenador (BCI):
La capacidad de conectar el cerebro directamente a las máquinas podría ofrecer soluciones revolucionarias para los paralíticos, las personas que sufren trastornos

neurológicos o incluso para mejorar las capacidades cognitivas.

7. Robótica avanzada:

Los robots asistidos por IA podrían algún día realizar intervenciones quirúrgicas sin intervención humana, cuidar a los pacientes postoperados o asistir a los ancianos en sus propios hogares.

8. Dispositivos wearables de nueva generación:

Los dispositivos wearables aún más avanzados, capaces de monitorizar continuamente multitud de parámetros de salud, podrían predecir problemas médicos antes incluso de que se produzcan.

9. Tratamientos personalizados:

Combinando la genómica y la metabolómica, la medicina podría adaptarse perfectamente al individuo, maximizando la eficacia y minimizando los efectos secundarios.

10. Energías alternativas en medicina:

La exploración de métodos como la optogenética, en la que las células nerviosas se controlan mediante la luz, está abriendo vías apasionantes para el tratamiento de enfermedades neurológicas.

Estos avances, aunque prometedores, también traerán consigo su cuota de desafíos, sobre todo en términos de regulación, ética y seguridad. Pero una cosa es cierta: el futuro de la medicina se presenta brillante, con posibilidades casi ilimitadas de mejorar la calidad de vida y prolongar la esperanza de vida.

Retos demográficos
y datos epidemiológicos

En un mundo en constante cambio, los retos demográficos y epidemiológicos influyen profundamente en los sistemas sanitarios y en la prestación de asistencia. Estos retos están configurando no sólo la forma en que los gobiernos, las instituciones y los profesionales sanitarios interactúan, sino también la forma en que planifican el futuro.

1. El envejecimiento de la población :
Muchas partes del mundo, en particular los países desarrollados, se enfrentan a un aumento del número de personas mayores. Esto está provocando un aumento de la demanda de atención sanitaria crónica, un incremento de los costes médicos y la necesidad de adaptar las infraestructuras y los servicios a las necesidades de los ancianos.

2. Transición epidemiológica:
Estamos asistiendo a una transición de las enfermedades infecciosas a las enfermedades no transmisibles, como las enfermedades cardiovasculares, la diabetes y el cáncer. Esto requiere un cambio en la formación de los profesionales sanitarios, la investigación médica y las políticas de prevención.

3. Urbanización creciente :
La migración a zonas urbanas conduce a una mayor densidad de población, lo que puede facilitar la propagación de enfermedades infecciosas. Además, la vida urbana se asocia a un aumento de las enfermedades relacionadas con el estilo de vida, como la obesidad.

4. Resistencia a los antibióticos :
El uso excesivo y abusivo de los antibióticos ha provocado un aumento de la resistencia, lo que hace que algunas enfermedades anteriormente tratables sean mucho más difíciles de combatir.

5. Desigualdades en salud :
A pesar de los avances médicos, persisten grandes desigualdades sanitarias entre países ricos y pobres, e incluso dentro de los propios países. Estas desigualdades pueden verse exacerbadas por factores socioeconómicos, culturales y políticos.

6. Movimientos migratorios:
Los flujos migratorios, ya sean voluntarios o forzados,

pueden introducir nuevas enfermedades en las regiones y suponer un reto para los sistemas sanitarios locales.

7. Cambio medioambiental y salud:

El cambio climático, la deforestación y la urbanización pueden aumentar el riesgo de epidemias de enfermedades como la malaria, el dengue y el Zika. También pueden tener efectos indirectos, como la malnutrición debida a la interrupción de las cadenas alimentarias.

8. Nuevas epidemias y pandemias:

La amenaza de nuevas enfermedades emergentes, como la COVID-19, pone de relieve la necesidad de una vigilancia epidemiológica mundial y de una preparación ante las pandemias.

Ante estos retos, la colaboración mundial, la planificación a largo plazo y la inversión en investigación y desarrollo son esenciales. Los responsables políticos, los investigadores y los profesionales de la salud deben trabajar juntos para anticipar, comprender y responder a estos retos, con el fin de garantizar un futuro saludable para todos.

De cara al futuro : preparando a la enfermera del mañana

A medida que evoluciona el panorama médico, el papel de la enfermera cambia y se adapta, reflejando los avances tecnológicos, los nuevos métodos de atención y las expectativas cambiantes de los pacientes. Para preparar eficazmente a la enfermera del mañana, es esencial tener en cuenta estas tendencias y retos futuros.

1. La era de la digitalización:

La creciente adopción de la telemedicina, los historiales médicos electrónicos y los objetos conectados requerirá competencias en tecnología sanitaria. La enfermera del mañana tendrá que sentirse cómoda con estas herramientas, asegurándose de que se utilizan con eficacia y de que los datos de los pacientes están seguros.

2. Enfoque holístico de los cuidados:

En lugar de centrarse únicamente en el tratamiento de los síntomas, la enfermera moderna debe adoptar un enfoque más holístico, que tenga en cuenta todas las necesidades del paciente: físicas, emocionales, sociales y mentales.

3. Formación continua:

Con los protocolos médicos, los fármacos y las tecnologías en constante evolución, el aprendizaje continuo será esencial. La capacidad de aprender y adaptarse rápidamente se convertirá en una habilidad clave.

4. Mayor especialización:

Al igual que los médicos, las enfermeras podrían especializarse más, ofreciendo cuidados expertos en áreas como la cirugía vascular, la oncología o la pediatría.

5. Un papel más autónomo:

En muchas regiones, sobre todo ante la escasez de médicos, las enfermeras pueden asumir mayores responsabilidades, como recetar medicamentos o realizar determinados procedimientos.

6. Colaboración interdisciplinar:

La enfermera del mañana trabajará aún más estrechamente con un equipo diverso de profesionales sanitarios, trabajadores sociales e incluso ingenieros o diseñadores, para ofrecer unos cuidados innovadores e integrados.

7. Ética y humanismo :

Con la llegada de tecnologías como la genómica o la inteligencia artificial a la medicina, las enfermeras tendrán que navegar por aguas éticas complejas, situando siempre las necesidades y los derechos de los pacientes en el centro de sus preocupaciones.

8. Preparación ante las crisis :

Las pandemias recientes han puesto de relieve el papel crucial de las enfermeras en primera línea. Será esencial una sólida formación en gestión de crisis, psicología del trauma y cuidados de emergencia.

La enfermera del mañana será tecnológicamente experta, especializada y autónoma, pero seguirá profundamente arraigada en los valores humanísticos y éticos de la profesión. Para garantizar que las enfermeras estén preparadas para afrontar estos retos, las instituciones educativas, los organismos reguladores y los hospitales deben anticiparse a esta evolución y ofrecer la formación y el apoyo adecuados.

Capítulo 28

DESARROLLO PROFESIONAL

Formación continua y especialización

En el siempre cambiante mundo de la medicina, la formación continua y la especialización no sólo son deseables, sino que se están convirtiendo en una necesidad imperiosa. Con la aparición de nuevas tecnologías, la expansión constante de los conocimientos y las necesidades cambiantes de los pacientes, los profesionales sanitarios, incluidos los enfermeros, se ven sometidos a una presión constante para mantenerse a la vanguardia de su campo.

La formación continua permite a las enfermeras mantenerse al día de los últimos avances en cuidados, adquirir nuevas habilidades y cumplir los elevados estándares de la profesión. Desempeña un papel clave no sólo en la mejora de las habilidades clínicas, sino también en el aumento de la confianza de los pacientes y de la satisfacción profesional. Gracias a la actualización continua de sus conocimientos, las enfermeras pueden ofrecer unos cuidados de alta calidad, basados en pruebas y en las mejores prácticas.

Junto con la formación continua, la especialización se ha convertido en un camino cada vez más tomado por muchos enfermeros. Ya se trate de cirugía vascular, oncología, cuidados intensivos o salud mental, especializarse permite a las enfermeras profundizar sus conocimientos en un campo específico. Esta experiencia en profundidad se traduce en una mejor atención al paciente y, a menudo, en un mayor reconocimiento profesional.

La especialización no sólo ofrece ventajas en términos de competencias. También ofrece la oportunidad de trabajar en estrecha colaboración con otros especialistas, tener acceso a tecnologías de vanguardia y participar en investigaciones innovadoras en campos específicos. Y lo que es más, puede abrir la puerta a funciones de liderazgo, formación o consultoría.

Pero la formación continua y la especialización no están exentas de desafíos. La formación continua requiere tiempo, recursos financieros y compromiso personal. Es una inversión en sí misma. Sin embargo, los beneficios en términos de mejora de la atención al paciente, satisfacción personal y progresión profesional son inestimables.

La formación continua y la especialización son pasos esenciales para cualquier profesional sanitario que desee ofrecer lo mejor a sus pacientes y desarrollar su carrera. En un mundo en el que el cambio es la única constante, adaptarse y evolucionar es la forma de seguir siendo relevante y eficaz.

Colaboración interdisciplinar

El mundo de la medicina es un complejo entramado de conocimientos, habilidades y experiencia. Cada rama de la medicina tiene sus propias particularidades, especialistas y métodos. Sin embargo, en el vasto mundo de la medicina, se ha hecho imprescindible que estas diferentes ramas puedan colaborar, intercambiar ideas y trabajar juntas en beneficio del paciente. Aquí es donde la colaboración interdisciplinar cobra todo su sentido.

La colaboración interdisciplinar es un enfoque integrado en el que varios profesionales sanitarios de distintas disciplinas se reúnen en torno a un paciente o caso clínico para proporcionar una atención holística. En el contexto de la cirugía vascular, por ejemplo, un paciente puede requerir la intervención de un cirujano vascular, un cardiólogo, un radiólogo y, por supuesto, una enfermera especializada, por nombrar sólo algunos.

Estas colaboraciones son tanto más esenciales cuanto que las patologías vasculares son a menudo multifactoriales. Un paciente diabético, por ejemplo, puede tener complicaciones renales, cardiacas y vasculares. En estos casos, el trabajo en equipo entre distintos especialistas permite diseñar y aplicar un plan de cuidados personalizado, eficaz y adaptado a la complejidad del caso.

Pero más allá de la atención clínica, estas colaboraciones también tienen un impacto significativo en la formación y la investigación. Los intercambios entre profesionales de distintas disciplinas favorecen la puesta en común de conocimientos, la aparición de nuevas ideas y el cuestionamiento de las prácticas existentes. Esta sinergia es el caldo de cultivo de innovaciones y descubrimientos médicos que darán forma a la medicina del mañana.

Sin embargo, la colaboración interdisciplinar no está exenta de desafíos. Requiere una comunicación abierta, confianza mutua y voluntad de compartir y aprender. Cada profesional debe reconocer el valor y la experiencia de los demás miembros del equipo y estar dispuesto a dejar de lado los egos por el bien del paciente.

Para las enfermeras, esta colaboración es también una oportunidad inestimable de aprendizaje y desarrollo profesional. Les permite comprender mejor las distintas facetas de un caso clínico, perfeccionar sus habilidades y ampliar su campo de conocimientos.

La colaboración interdisciplinar es un pilar esencial de la medicina moderna. Simbolizan una medicina que reconoce la complejidad del cuerpo humano y la necesidad de un enfoque integrado para hacer frente a los retos médicos actuales. Para los pacientes, es una garantía de atención integral y de alta calidad, en la que se tienen en cuenta todos los aspectos de su salud. Para los profesionales, es una invitación a crecer, a aprender y, juntos, a construir la medicina del mañana.

Investigación y contribuciones académicas

La medicina, en su constante búsqueda de mejoras, está intrínsecamente ligada a la investigación académica. La investigación académica es la base sobre la que se construyen los nuevos descubrimientos, las innovaciones tecnológicas y los avances terapéuticos. En el campo de la cirugía vascular, como en tantas otras disciplinas médicas, la investigación y las contribuciones académicas desempeñan un papel cardinal.

La investigación en cirugía vascular abarca diversos campos, desde la comprensión molecular de las enfermedades vasculares hasta el desarrollo de nuevas técnicas quirúrgicas. Cada estudio, cada artículo publicado, cada ensayo clínico contribuye a enriquecer nuestra comprensión de la disciplina y a perfeccionar los métodos de tratamiento.

Las contribuciones académicas en este sector son muchas y variadas. Pueden implicar el estudio de nuevas prótesis vasculares, el desarrollo de técnicas de imagen más precisas, el diseño de protocolos quirúrgicos menos invasivos o el descubrimiento de moléculas terapéuticas para prevenir la formación de trombos.

Las enfermeras, aunque se encuentran en primera línea de la atención clínica, también tienen un papel que desempeñar en esta investigación. Su experiencia práctica, el contacto directo con los pacientes y la observación diaria de los resultados postoperatorios las convierten en una valiosa fuente de información. Cada vez más, las enfermeras se implican en proyectos de investigación, compartiendo sus observaciones, participando en estudios clínicos o incluso iniciando sus propias investigaciones.

Las contribuciones académicas no se limitan al laboratorio o al quirófano. Las conferencias médicas, los seminarios, los talleres y las publicaciones permiten a la comunidad médica mantenerse a la vanguardia del conocimiento, compartir las mejores prácticas y debatir las últimas innovaciones. Estas plataformas son esenciales para garantizar una medicina basada en pruebas, en la que cada intervención y cada decisión estén respaldadas por datos científicos sólidos.

La investigación y las aportaciones académicas son el motor del progreso médico. En un mundo en el que las enfermedades evolucionan, en el que los pacientes están cada vez mejor informados y son más exigentes, y en el que la tecnología avanza a un ritmo vertiginoso, es imperativo que la cirugía vascular, como todas las disciplinas médicas, siga renovándose, cuestionándose y progresando. Es esta búsqueda del conocimiento, este deseo de mejorar constantemente los cuidados, lo que garantiza a los pacientes de hoy y de mañana una medicina de calidad, eficaz y humana.

Conclusión

EL FUTURO DE LA CIRUGÍA VASCULAR Y EL PAPEL DE LA ENFERMERA

Avances e innovaciones tecnológicas

En los albores del siglo XXI, la cirugía vascular ha experimentado avances tecnológicos sin precedentes, ampliando los límites de lo posible y revolucionando la atención al paciente. Estas innovaciones, combinadas con una mejor comprensión de las patologías vasculares, han allanado el camino a procedimientos más precisos, menos invasivos y con mayores tasas de éxito.

Una de las principales innovaciones en este campo es la llegada de la cirugía endovascular. A diferencia de la cirugía abierta tradicional, esta técnica utiliza pequeños catéteres insertados en los vasos sanguíneos, lo que permite al cirujano operar sin grandes incisiones. Como resultado, los pacientes se benefician de tiempos de recuperación más cortos, riesgos postoperatorios reducidos y cicatrices mínimas.

La imagen médica, con tecnologías como la angiografía por resonancia magnética y la angiografía por tomografía computarizada (angiografía TC), ofrece ahora visualizaciones de alta resolución de los vasos sanguíneos. Estas técnicas no sólo permiten detectar y diagnosticar con precisión las anomalías vasculares, sino también guiar las intervenciones endovasculares en tiempo real.

Los avances en los materiales biomédicos también han desempeñado un papel crucial. Los stents se han optimizado para ser más flexibles, duraderos y biocompatibles. Los nuevos materiales antitrombóticos reducen el riesgo de formación de coágulos, mientras que los stents liberadores de fármacos liberan lentamente fármacos para prevenir la reestenosis.

La robótica quirúrgica, aunque aún está en pañales en la cirugía vascular, promete intervenciones aún más precisas y estandarizadas. Guiados por inteligencia artificial y sistemas de visión avanzados, los robots quirúrgicos pueden acceder a zonas de difícil acceso y realizar movimientos con una precisión inigualable.

La telemedicina, reforzada por la creciente digitalización de la asistencia sanitaria, ofrece otro avance notable. Permite el seguimiento a distancia de los pacientes, especialmente en zonas remotas, garantizando la continuidad de los cuidados postoperatorios y una intervención rápida en caso de cualquier anomalía.

Por último, la creciente adopción de sistemas gemelos digitales, que crean una réplica digital de los sistemas vasculares de los pacientes, podría ofrecer a los cirujanos una plataforma de simulación para planificar y realizar procedimientos complejos.

Estas innovaciones, fruto de una combinación de investigación clínica, ingeniería biomédica y tecnología punta, ilustran la rápida evolución de la cirugía vascular. Con estos avances, el futuro de la especialidad se presenta brillante, ofreciendo la esperanza de tratamientos aún más eficaces y seguros para los pacientes de todo el mundo.

Evolución de la función enfermera en un mundo médico cambiante

El mundo de la medicina evoluciona constantemente, impulsado por los avances tecnológicos, los descubrimientos científicos y los retos socioeconómicos y demográficos. En el centro de esta dinámica, el papel de la enfermera, considerado tradicionalmente como un trabajador de apoyo, también está experimentando profundos cambios, diversificándose y asumiendo mayores responsabilidades.

Históricamente, las enfermeras solían considerarse la mano derecha del médico, con un papel centrado en la atención, la escucha y el bienestar del paciente. Sin embargo, con la creciente complejidad de los cuidados, la necesidad de una gestión multidisciplinar de los pacientes y los cambios legislativos, las enfermeras son ahora un eslabón central del sistema médico.

La expansión de la práctica de la enfermería avanzada es una ilustración llamativa de ello. En muchos países, los profesionales de enfermería pueden ahora realizar diagnósticos, prescribir medicamentos y gestionar casos médicos de forma independiente. Esta evolución no sólo refleja el reconocimiento de las competencias enfermeras, sino que también responde a la necesidad de optimizar los cuidados a los pacientes, sobre todo en regiones con escasez de médicos.

La digitalización de los cuidados es otro vector de cambio. La enfermera moderna debe desenvolverse en un entorno en el que la telemedicina, los historiales médicos electrónicos y los objetos conectados son omnipresentes. Esto exige una formación continua y adaptabilidad frente a las nuevas tecnologías, pero a cambio ofrece la posibilidad de realizar un seguimiento más preciso y personalizado de los pacientes.

La gestión de la cronicidad, con el aumento de las enfermedades crónicas, también ha replanteado el papel de la enfermería. En lugar de centrarse únicamente en los cuidados agudos, las enfermeras desempeñan ahora un papel importante en el seguimiento a largo plazo, la educación terapéutica y la prevención.

Los retos demográficos, en particular el envejecimiento de la población, acentúan la necesidad de un enfoque holístico de los cuidados en el que la enfermera vaya más allá de la atención médica para tener en cuenta la dimensión psicosocial, el bienestar mental y el mantenimiento de la autonomía.

Es más, dada la creciente complejidad de las vías asistenciales, las enfermeras se están convirtiendo en coordinadoras esenciales, facilitando la comunicación entre especialistas, paramédicos y pacientes, garantizando la continuidad de los cuidados y una gestión optimizada.

Esta evolución va acompañada de una mejora de la formación de las enfermeras, de un mayor reconocimiento de sus competencias y de una mayor autonomía en su práctica.

La enfermera de hoy se encuentra en la encrucijada de las cuestiones médicas, tecnológicas y sociales. En un mundo médico en constante cambio, las enfermeras son más que nunca una figura central, versátil y esencial para el bienestar de los pacientes.

Consejos para los aspirantes a enfermeros en cirugía vascular

La cirugía vascular es un área de la medicina apasionante pero exigente. Para quienes aspiran a convertirse en enfermeros en este sector, he aquí algunos consejos sobre cómo iniciarse y destacar en esta especialidad:

- **Formación sólida**: Asegúrese de recibir una formación de calidad, a ser posible en una institución reconocida. Además de la formación general en enfermería, considere la posibilidad de seguir cursos especializados en cirugía vascular.

- **Experiencia práctica**: Intente conseguir prácticas o puestos junior en departamentos de cirugía vascular. La experiencia sobre el terreno es inestimable para comprender los matices de esta especialidad.
- **Manténgase al día**: La medicina cambia con rapidez. Asista a seminarios, talleres y conferencias. Suscríbase a revistas especializadas para estar al día de los últimos avances.
- **Red profesional**: Póngase en contacto con profesionales experimentados del sector. Pueden ofrecerle consejos, recomendaciones y quizá incluso oportunidades profesionales.
- **Habilidades interpersonales**: En cirugía vascular, trabajará con pacientes, cirujanos, anestesistas y otros miembros del equipo médico. Una buena capacidad de comunicación es esencial para garantizar una atención de calidad.
- **Gestión del estrés**: Trabajar en cirugía vascular puede ser estresante, con frecuentes urgencias. Aprenda a controlar el estrés, ya sea mediante técnicas de relajación, meditación u otros métodos.
- **Continuidad de los cuidados**: La cirugía vascular no termina en el quirófano. Asegúrese de que comprende la importancia del seguimiento postoperatorio y preste atención a las necesidades de sus pacientes después de la operación.
- **Ética profesional**: Respete siempre el código deontológico de la enfermería. La integridad, la confidencialidad y el compromiso con los pacientes son primordiales.
- **Especialización**: Considere la posibilidad de profundizar sus conocimientos con una especialización o certificación adicional, como ecografía vascular o cuidados intensivos quirúrgicos vasculares.
- **Pasión y dedicación**: Como en cualquier profesión médica, tener verdadera pasión por lo que se hace

puede marcar la diferencia. La dedicación a su profesión y a sus pacientes le ayudará a superar los retos y a encontrar satisfacción en su trabajo.

Entrar en el campo de la cirugía vascular como enfermera es un gran compromiso, pero con determinación, la formación adecuada y un auténtico deseo de ayudar a los demás, puede ser una carrera extremadamente gratificante.